养好2~3岁宝宝百科全书

郑名 主编

孙白茹 左彩霞 副主编

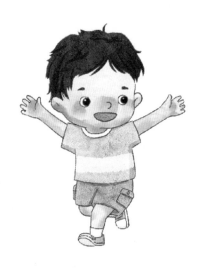

北京理工大学出版社

BEIJING INSTITUTE OF TECHNOLOGY PRESS

图书在版编目（CIP）数据

养好 2～3 岁宝宝百科全书 / 郑名主编 . -- 北京：

北京理工大学出版社 , 2025. 3.

ISBN 978-7-5763-4925-2

Ⅰ . R174

中国国家版本馆 CIP 数据核字第 2025FU0718 号

责任编辑: 闫风华　　　**文案编辑:** 闫风华

责任校对: 刘亚男　　　**责任印制:** 施胜娟

出版发行 / 北京理工大学出版社有限责任公司

社　　址 / 北京市丰台区四合庄路 6 号

邮　　编 / 100070

电　　话 / （010）68944451（大众售后服务热线）

　　　　　　（010）68912824（大众售后服务热线）

网　　址 / http：//www. bitpress. com. cn

版 印 次 / 2025 年 3 月第 1 版第 1 次印刷

印　　刷 / 保定市中画美凯印刷有限公司

开　　本 / 710 mm×1000 mm　1/16

印　　张 / 16.75

字　　数 / 220 千字

定　　价 / 68.00 元

图书出现印装质量问题，请拨打售后服务热线，负责调换

编 委 会

读懂儿童，科学育儿
——致年轻父母的一封信

亲爱的爸爸妈妈们：

你们好！

在小生命降临的一刹那间，当胎儿脱离母体来到世间，当孩子迎接第一道曙光发出响亮的哭声时，每一位父母的心都会被深深地震撼——生命的开端是如此神奇！面对自己创造的新生命，初为人父人母的喜悦是无法用语言来表达的。可是看着如此柔弱的新生命，心中又不免掠过丝丝的恐慌。身为人之父母，该怎样担负养育、教育孩子的责任？

养育一个健康、快乐的孩子，不仅是所有父母的共同愿望与责任，更是一个国家、一个民族的希望所在。孩子的教育从什么时候开始？许多家长认为，到了3岁去幼儿园给孩子"上规矩"，教育自然就开始了。但近期的研究，尤其是神经科学的研究表明，0～3岁是人一生中生长发育最快、可塑性最强、接受教育最佳的时期。婴儿从诞生的那一刻起就展现出非凡的学习能力。他们以独有的方式适应环境，用天生的本能与敏锐的感知能力积极地探索、学习、适应未知的陌生世界。这个时期，孩子不仅需要均衡的营养、良好的健康和安全保护，更需要丰富的生活环境和玩耍材料，家长则要以适宜的方式与他们交往、游戏，欣赏他们的发现和进步。"3岁以下的人并不是简单的婴儿或步履蹒跚的幼儿，他们应该拥有尊严并受到尊重。"（古德明和杰克逊，

1994年）如果每一位爸爸妈妈，在孩子成长的早期，都能以科学的教育理念和正确的教育方法对孩子施以教育，不仅能促进孩子身心全面健康的成长，更会为其一生的发展奠定坚实基础。

也许有些家长认为，教育孩子是学校（幼儿园）和教师的事情。其实，一个人的成长要接受三个方面的教育，即家庭教育、学校教育和社会教育。

《国务院办公厅关于促进3岁以下婴幼儿照护服务发展的指导意见》指出："人的社会化进程始于家庭，儿童监护抚养是父母的法定责任和义务，家庭对婴幼儿照护负主体责任。"

0～3岁的儿童是在家庭中被养育并成长的，所以无论父母愿不愿意，事实上已经天然地成为孩子的第一任教师，而且是永不退休的教师。父母的一言一行，对孩子的教养态度与方式，都对他们一生的成长产生着深刻、持久的影响。因此，家庭早期教育不仅为孩子的成长奠定最初的基础，也成为一切教育的基础。

但是，家庭教育不同于学校教育，它没有教材，没有课堂，年轻的爸爸妈妈也没有教育孩子的经验，怎么办？让孩子停下成长的脚步，等爸爸妈妈成熟吗？不，年轻的爸爸妈妈们，赶快行动起来吧！拿起这套丛书，它将帮助你们了解孩子生理和心理发展的规律，树立科学的教育理念，学会正确的教育方法，让孩子在你们的精心呵护和良好的教育下茁壮成长。读懂儿童，科学教育，学会做合格的父母，这是你们的责任，也是我们编写本书的宗旨。

这套书是供0～3岁婴儿家长使用的家庭教育指导用书。本套丛书共三册，即《养好0～1岁宝宝百科全书》《养好1～2岁宝宝百科全书》和《养好2～3岁宝宝百科全书》（以下简称《0～1岁》《1～2岁》《2～3岁》）。丛书全面、详细地向家长介绍了0～3岁婴儿的生长发育特点、心理发展特点与发展任务，以及合理的营养与保健、疾病预防、保育教育要点与指导等。这套丛书首先分述了0～1岁、1～2岁、2～3岁三个年龄阶段儿童的生长发育特点、心理发展特点与发展任务，帮助家长进行总体把握。

在此基础上，以国家卫生健康委《托育机构保育指导大纲（试行）》为依据，按照年龄（月龄）顺序，呈现每一阶段婴儿教养的知识与方法，共分为五个部分：

1. 发展特点

描述了该阶段婴儿生理发育特征与心理发展特点，帮助家长了解自己的孩子。

2. 养育指南

提供了该阶段的育儿要点、营养与喂养、卫生与保健、预防疾病等相关知识与建议。

3. 学习与教育指南

以家庭亲子游戏为基本形式，提供了促进婴儿动作发展、语言与认知能力发展、情绪和社会性发展的教育活动，以及训练婴儿生活自理能力的活动。

4. 给爸爸妈妈的建议

针对不同年龄（月龄）幼儿的特点，阐释了家庭教育的重点，并针对婴幼儿教养中常见的问题，"教爸爸妈妈一招"。

5. 宝宝成长档案

提供了该阶段婴儿生理发育与心理发展的主要指标，请家长根据观察，记录下自己孩子的成长轨迹。

本套丛书的特点是：

1. 以年龄为线索，内容全面而系统

《0～1岁》以月龄为线索，将婴儿的发展过程分为 12 个月龄段，《1～2岁》和《2～3岁》则以半年为界，分为两个年龄段。按照年龄阶段，详细地论述了婴儿生理心理发展特点与任务、养育指南、教养指南、给爸爸妈妈的建议、婴儿成长的关键指标等。让家长追随孩子成长的脚步，逐渐了解和掌握孩子的生长发育特点和教养方法，从而施以适宜的教育。

2. 具有强烈的针对性与现实性

本套丛书从现代生理学、心理学、教育学、营养学、儿童卫生保健学等方面出发，整合并全面介绍了 0～3 岁婴儿发展过程中所涉及的各方面内容，如生长发育特点、卫生与保健、营养与疾病，以及养育与教育的要点、方法等。对年轻父母在教养孩子的过程中可能遇到的难点与问题给予了切实可行的指导，努力回答家长在家庭教养中遇到的各种疑难问题。

3. 在日常生活中实施，以游戏为基本形式

婴幼儿的学习是"在游戏和日常生活中进行的"，因此"要珍视游戏和生活的独特价值"。丛书中的每一个教育活动，都是生动有趣的亲子游戏。父母和孩子的亲子互动，不仅锻炼了孩子的身体和动作，发展了孩子的语言和认知能力，让孩子获得快乐的情绪、学会社会交往，而且增进了亲子关系。所设计的亲子游戏与活动方案生动有趣，易于操作。

4. 把理论学习与方法操作相结合

要提高家庭教养质量，家长不仅要掌握教育孩子的具体方法，也要理解家庭教育

的科学原理。本套丛书不仅努力揭示家庭教育的一般规律，使家长在阅读时悟出教育孩子的道理，而且将家庭教育的理论渗透于家庭教育活动中，使家长在教养孩子的过程中理解理念、掌握方法，并自觉运用于家庭日常生活中。

5.将家庭教育指导与婴儿成长记录相结合

本套丛书在指导家长科学育儿的基础上，还设置了家长参与的内容——"宝宝成长档案"与"宝宝日记"，让家长在了解婴儿生长发育指标的基础上科学育儿，并记录下自己孩子的成长轨迹，让本套丛书成为记录孩子成长与家长成长的档案。

我们希望这套丛书能给年轻的爸爸妈妈开展科学育儿带来切实的帮助，成为家长教育孩子的良师益友。

本书仍难免存在不足之处，诚恳希望各位读者批评指正。

郑名

2024 年 2 月于西北师大

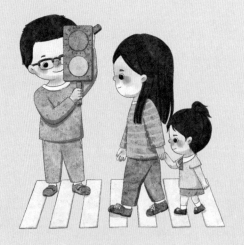

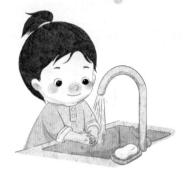

目 录
Contents

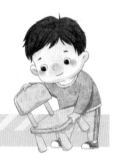

读在前面：
2～3岁婴幼儿的身心特点和发展任务

一、生长发育特点

（一）体格发育

1. 身高和体重 / 004

2. 头围和胸围 / 004

3. 乳牙 / 005

（二）大脑发育与睡眠

（三）消化与排泄

（四）呼吸

二、心理发展特点

（一）动作发展

1. 身体运动——稳步探索和发现世界 / 008

2. 小肌肉动作——学会了"画画" / 009

（二）语言——语词发展的"高速期"

（三）认知发展

1. 多通道知觉——各种感觉的整合 / 010

2. 注意——有意注意开始发展 / 010

3. 记忆——一切心理活动的开端 / 011

4. 思维——初步概括能力的形成 / 011

5. 想象——以实物为主的想象力 / 012

（四）情绪与社会性发展——开始走向独立

三、发展任务

（一）发育与健康

1. 逐步与家人一起用餐，养成良好的用餐习惯 / 014

2. 形成规律的睡眠习惯，可以自己上床睡觉 / 016

3. 训练宝宝自主排尿，提高宝宝生活自理能力 / 017

（二）动作——提供动手操作的机会

（三）语言——发展宝宝的语言理解和表达能力

（四）认知——帮助宝宝建立基本的认知概念

（五）情绪情感与社会性——创造机会、鼓励宝宝进行交往

Chapter 1

2岁1个月～2岁6个月

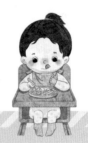

一、2岁1个月～2岁6个月宝宝的发展特点

（一）生长发育特点

1. 身高和体重 / 022

2. 头围和胸围 / 023

3. 脑的发育 / 023

4. 牙齿 / 023

（二）心理发展特点

1. 动作方面 / 024

2. 认知方面 / 024

3. 语言方面 / 025

4. 社会性方面 / 025

二、2岁1个月～2岁6个月宝宝的养育指南

（一）育儿要点

（二）营养与喂养

1. 宝宝的饮食与习惯 / 027

2. 宝宝良好的饮食习惯与能力的培养 / 027

3. 宝宝的进食特点 / 029

4. 宝宝食物的合理搭配 / 030

5. 宝宝不宜常吃的食品 / 032

6. 宝宝的进餐时间 / 033

7. 不要盲目进补 / 033

8. 不要用补品代替食物 / 034

9. 适当补充鱼肝油和钙 / 034

10. 不要过分关注宝宝的进食量 / 034

11. 不要强迫宝宝每餐必须要吃多少食物 / 035

12. 尽量通过变换花样，增加新品种，增加色香味来提高宝宝的吃饭兴趣 / 035

13. 通过增加宝宝的活动来增加宝宝的进食 / 036

14. 每天定时吃饭，逐渐纠正宝宝吃饭无规律的不良习惯 / 036

15. 宝宝不愿吃饭就放弃，不要强迫宝宝，但事后不要给零食 / 036

16. 不要强迫宝宝多吃 / 036

（三）卫生与保健

1. 乳牙保健 / 037

2. 宝宝牙齿的保健方法 / 038

3. 宝宝的牙具选择 / 038

4. 眼睛疾病早发现 / 039

5. 眼部五护理 / 039

6. 分床睡表现 / 040

7. 分床睡不哭闹 / 041

8. 孩子的睡姿 / 042

9. 大小便训练中的禁忌 / 042

（四）预防疾病

1. 三种易患缺铁性贫血的宝宝 / 043

2. 如何判断孩子有无贫血 / 044

3. 缺铁性贫血的膳食注意事项 / 045

4. 补铁食疗菜肴 / 046

5. 手足口病的防治 / 046

6. 宝宝体育活动时的安全护理 / 047

三、2岁1个月~2岁3个月宝宝的学习与教育指南

（一）动作的学习与教育

1. 运菜 / 048
2. 宝宝投篮 / 048
3. 金鸡独立 / 049
4. 捡滚球 / 049
5. 骑小车 / 049
6. 学小兔子走路 / 050
7. 找"家" / 050
8. 接滚来的皮球 / 050
9. 上楼梯 / 051
10. 抓蝴蝶 / 051
11. 丢沙包 / 051
12. 爬大树 / 052

（二）认知、语言的学习与教育

1. 配对 / 052
2. 画圆圈 / 053
3. 自我介绍 / 053
4. 区分早上和晚上 / 053
5. 认颜色 / 054
6. 分清大和小 / 054
7. 拼图游戏 / 054
8. 简单的玩球 / 055
9. 猜一猜 / 056
10. 听一听，声音在哪里 / 056
11. 袋中摸宝 / 057
12. 学诗词 / 057
13. 益智童话 / 059

（三）情绪、社会交往的学习与教育

1. 送玩具回家 / 062
2. 开火车 / 063
3. 找照片 / 063
4. 红灯绿灯 / 064
5. 诉说心情 / 064
6. 开商店 / 065
7. 宝宝自己吃 / 065
8. 学洗脸 / 065
9. 给娃娃更衣 / 066
10. 学洗手 / 066
11. 学用筷子 / 066

四、给爸爸妈妈的建议

（一）2岁1个月~2岁3个月宝宝的教养建议

1. 宝宝心理健康的主要标准 / 068
2. 新时代的优教意识 / 069
3. 不要过度保护 / 069
4. 注意生活中的"小事" / 070
5. 全家一起运动 / 071
6. 给宝宝一个自由的玩乐空间 / 072
7. 开发宝宝的运动能力 / 073
8. 注意稳定孩子的情绪 / 073
9. 正确对待孩子的占有欲 / 075
10 让孩子在交往中增长见识 / 075
11. 让孩子学会自主 / 076

（二）教爸爸妈妈一招

1. 孩子爱跺脚怎么办 / 077
2. 如何对待宝宝爱臭美 / 077

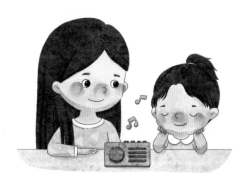

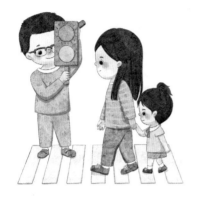

3. 如何养成宝宝"爱惜"的好习惯 / 078

4. 宝宝进入第一反抗期怎么办 / 079

五、2岁4个月～2岁6个月宝宝的学习与教育指南

（一）动作的学习与教育

1. 滑滑梯 / 082

2. 跨木桩 / 082

3. 接反跳的球 / 083

4. 时走时停 / 083

5. 老鹰抓小鸡 / 083

6. 猎人打猎 / 084

7. 单脚跳远 / 084

8. 保龄球 / 084

9. 顶包踢球 / 085

10. 玩小绒球 / 085

11. 宝宝学投篮 / 085

12. 绕过障碍物跑 / 086

13. 我学小兔蹦蹦跳 / 086

14. 踢沙包 / 086

15. 沿线滚环 / 087

16. 搭高楼、金字塔 / 087

（二）认知、语言的学习与教育

1. 吹泡泡 / 087

2. 认识天气 / 088

3. 镜中人 / 088

4. 套叠玩具 / 088

5. 认识交通工具 / 089

6. 理解"一样多"的概念 / 090

7. 听声音 / 090

8. 耳语传话 / 090

9. 踩影子 / 091

10. 用杯子倒水 / 091

11. 识别动物特点 / 092

12. 接"彩虹" / 093

13. 声音配对 / 093

14. 练习说反义词 / 093

15. 说有"的"的短句 / 094

16. 谁不见了 / 094

17. 会游的纸鱼 / 095

18. 学诗歌 / 095

19. 益智童话 / 097

（三）情绪、社会交往的学习与教育

1. 打电话 / 099

2. 怪面人 / 099

3. 过家家 / 100

4. 我是谁 / 100

5. 帮妈妈擦车 / 100

6. 报纸用处多 / 101

7. 购物 / 101

8. 学习礼貌语言 / 102

9. 穿背心和套头衫 / 103

六、给爸爸妈妈的建议

（一）2岁4个月～2岁6个月宝宝的教养建议

1. 鼓励宝宝模仿学习 / 104

2. 宝宝贪玩怎么办 / 104

3. 孩子为什么爱抢别人的东西 / 106

4. 培养孩子的同情心 / 106

5. 宝宝自己吃饭 / 107

6. 孩子的"破坏行为" / 107

7. 性别意识要从小培养 / 108

8. 孩子与宠物的接触要当心 / 109

9. 避免不公平的竞争 / 109

10. 习惯不好早纠正 / 111

11. 家有"电视宝宝" / 112

12. 宝宝看电视"八忌" / 112

（二）教爸爸妈妈一招

1. 宝宝睡眠不好怎么办 / 114

2. 宝宝睡前纠缠不清怎么办 / 115

3. 宝宝夜惊怎么办 / 115

4. 如何测量体温最准确 / 116

5. 如何教孩子学会勇敢 / 116

6. 抚摸孩子的最佳方法 / 117

7. 如何为孩子创设语言情境 / 118

8. 惩罚孩子的方法 / 120

9. 如何让孩子"服从" / 121

七、宝宝成长档案

2岁1个月～2岁6个月宝宝生长发育指标 / 123

2岁1个月～2岁6个月宝宝心理发展指标 / 124

宝宝成长日记 / 126

Chapter 2

2岁7个月～2岁12个月

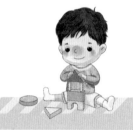

一、2岁7个月～2岁12个月宝宝的发展特点

（一）生长发育特点

1. 身高和体重 / 128

2. 头围和胸围 / 129

3. 脑的发育 / 129

4. 牙齿 / 130

（二）心理发展特点

1. 动作发展 / 130

2. 认知发展 / 130

3. 语言发展 / 131

4. 情绪和社会性发展 / 131

二、2岁7个月～2岁12个月宝宝的养育指南

（一）育儿要点

（二）营养与喂养

1. 宝宝主要需要的营养 / 132

2. 宝宝食物多样化 / 133

3. 不要盲目给宝宝补充高蛋白食物 / 133

4. 教育宝宝不挑食 / 134

5. 如何安排宝宝的早餐 / 135

6. 辅食正餐期食谱 / 136

7. 培养宝宝良好的饮水习惯 / 139

8. 宝宝进餐有讲究 / 140

9. 宝宝怎样吃零食 / 141

10. 宝宝不宜多吃果冻 / 142

（三）卫生与保健

1. 婴幼儿冬天尽量避免穿三类鞋 / 143

2. 如何为宝宝选择鞋袜 / 144

3. 宝宝尿床的预防 / 144

4. 宝宝穿衣护理 / 145

5. 在家在外不同"捂" / 146

6. "春捂"四大纪律 / 146

7. "秋冻"有个度 / 147

（四）预防疾病

1. 容易患感冒的宝宝 / 148

2. 宝宝咳嗽后的饮食注意事项 / 149

3. 窒息的预防与处理 / 151

4. 骨折的预防和处理 / 152

（五）入园准备

1. 宝宝入园的心理准备 / 154

2. 宝宝入园的能力准备 / 155

3. 学会擦屁股 / 156

4. 学习刷牙漱口 / 156

5. 宝宝不愿上幼儿园的原因 / 157

6. 宝宝能做到吗 / 158

三、2岁7个月～2岁9个月宝宝的学习与教育指南

（一）动作的学习与教育

1. 踢球比赛 / 159

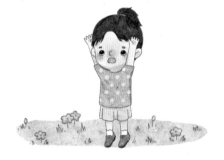

2. 小动物找妈妈 / 159

3. 接抛来的球 / 160

4. 交替双脚下楼梯 / 160

5. 小白兔拔萝卜 / 160

6. 抛降落伞 / 161

7. 骑带踏板的三轮车 / 162

8. 踢靶子 / 162

9. 跳荷叶 / 162

10. 钻隧道游戏 / 162

11. 小鸡吃米 / 163

12. 大圈套小圈 / 163

13. 戴帽子 / 163

14. 做家务 / 164

15. 穿珠比赛 / 164

16. 彩色的舞蹈 / 165

（二）认知、语言的学习与教育

1. 生活中的数字 / 165

2. 听音乐找妈妈 / 165

3. 彩色的衣服 / 166

4. 小猫吃鱼 / 166

5. 购物小助手 / 166

6. 看相册 / 167

7. 看看五彩的天空 / 168

8. 分扣子 / 168

9. 敲击节拍 / 168

10. 玩水和玩沙 / 169

11. 玩面团 / 170

12. 沉甸甸 / 170

13. 倒数数 / 170

14. 学诗词 / 171

15. 益智童话 / 171

（三）情绪、社会交往的学习与教育

1. 爬攀登架 / 175

2. 钻洞 / 175

3. 排队 / 176

4. 我是木偶人 / 176

5. 宝宝找东西 / 177

6. 小厨师 / 177

7. 你是谁 / 178

8. 男孩和女孩 / 179

9. 学习穿衣儿歌 / 179

10. 自己洗脚 / 180

四、给爸爸妈妈的建议

（一）2岁7个月～2岁9个月宝宝的教养建议

1. 锻炼宝宝眼、脚、脑的协调性 / 181

2. 学会鼓励孩子 / 181

3. 记电话号码 / 182

4. 让孩子学会等待 / 182

5. 学会尊重宝宝 / 183

6. 让孩子判断是与非 / 184

7. 培养孩子的自我意识 / 184

8. 身教胜于言教 / 185

9. 孩子的好行为需要肯定 / 187

10. 对孩子的称赞要适当 / 188

11. 家庭教育七忌 / 188

12. 教育小建议 / 189

（二）教爸爸妈妈一招

1. 孩子吸吮手指怎么办 / 190

2. 怎样培养孩子的自信心 / 191

3. 怎样增进孩子与父母的感情 / 191

4. 教会孩子自己穿衣的方法 / 193

5. 如何与孩子交谈 / 193

五、2岁10个月～2岁12个月宝宝的学习与教育指南

（一）动作的学习与教育

1. 看谁投得远 / 196

2. 钻圈 / 196

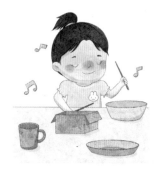

3. 双脚夹球抛滚 / 196

4. 看谁拍球拍得多 / 197

5. 揪尾巴 / 198

6. 手推车 / 198

7. 荡秋千 / 199

8. 踢球入门 / 199

9. 套圈 / 200

10. 我是小动物 / 200

11. 跳高 / 201

12. 装球进瓶 / 201

13. 学用剪刀 / 201

14. 金鸡独立 / 202

15. 兔宝宝的项链 / 202

（二）认知、语言的学习与教育

1. 了解物体属性 / 202

2. 学习用刀分割物体 / 204

3. 学习复述 / 204

4. 包剪锤游戏 / 204

5. 散步找宝藏 / 205

6. 神奇的小布袋 / 205

7. 画人 / 205

8. 音乐律动 / 207

9. 认识冬天和夏天 / 207

10. 明天我们干什么 / 207

11. 照镜子 / 208

12. 小手游戏 / 208

13. 补充缺图 / 210

14. 猜谜 / 210

15. 水果配对 / 210

16. 有趣的肢体活动 / 211

17. 学诗词 / 212

18. 益智童话 / 213

（三）情绪、社会交往的学习与教育

1. 做有礼貌的小客人 / 217

2. 妈妈的表情 / 217

3. 我带路 / 218

4. 悄悄话 / 218

5. 学当助手 / 219

6. 过春节 / 219

7. 谁的力气大 / 220

8. 给妈妈画张像 / 221

9. 猜一猜，"大山"里面是什么 / 221

10. 修补破书 / 222

11. 小熊生病了 / 222

12. 做个小主人 / 222

13. 收拾小书包 / 223

14. 洗手绢 / 223

15. 我来学刷牙 / 223

六、给爸爸妈妈的建议

**（一）2 岁 10 个月 ~ 2 岁 12 个月
宝宝的教养建议**

1. 充分运动 / 225

2. 适量劳动 / 225

3. 劳动中的注意事项 / 226

4. 让孩子学会自我保护 / 227

5. 孩子的"人来疯" / 228

6. 让孩子通过游戏体验快乐 / 228

7. 多夸奖孩子 / 230

8. 培养孩子的合群精神 / 230

9. 多给孩子一些父爱 / 230

10. 暗示对孩子的影响 / 231

（二）教爸爸妈妈一招

1. 孩子缠人怎么办 / 233

2. 怎样对待孩子的自虐行为 / 233

3. 孩子任性怎么办 / 234

4. 对孩子进行品德教育的八种方法 / 235

5. 每天给孩子一小时 / 237

6. 批评孩子的方法 / 238

7. 父母巧用暗示 / 239

七、宝宝成长档案

2 岁 7 个月 ~ 2 岁 12 个月宝宝生长发育
指标 / 242

2 岁 7 个月 ~ 2 岁 12 个月宝宝心理发展
指标 / 243

宝宝成长日记 / 245

后 记 / 247

参考文献 / 249

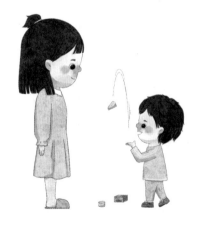

读在前面

2～3岁婴幼儿的
身心特点和发展任务

- 生长发育特点
- 心理发展特点
- 发展任务

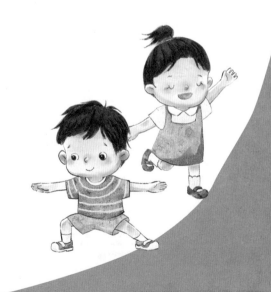

彬彬是个可爱的乖宝宝，可是两岁以后彬彬却越来越不像话了，老是和爸爸妈妈反着来。当妈妈说"彬彬不要在地上爬呀"，彬彬就会回妈妈说"不，我就要爬"，而且爬得更欢快了；当爸爸对彬彬说"你不要在床上蹦呀"，彬彬又会回爸爸"不，我就要在床上蹦"，然后蹦得更开心了。"不"似乎成了宝宝最喜欢说的话，爸爸妈妈手足无措："乖宝宝怎么变得不认识了？"

你的宝宝是否也出现了和你"唱反调"的行为？宝宝的"唱反调"行为正常吗？作为爸爸妈妈，应该怎么对待宝宝的叛逆行为呢？

两岁半的阳阳"破坏"能力特别强。他特别喜欢扔书，桌子上的、床上的、书架上、袋子里的，只要手能触及的地方，他都会发起攻击。前一秒刚把书整理好，下一秒书就变得乱七八糟了；他还喜欢拆东西，这不，爷爷刚给阳阳买的玩具汽车就被拆了。阳阳都快成了大家口中的"破坏大王"了。

你的宝宝是否也喜欢拆东西、"搞破坏"呢？你是否担心制止孩子拆东西会限制孩子的探索欲望，又担心纵容其"破坏"行为会影响孩子良好习惯的养成呢？我们应该如何面对这一两难的选择呢？

案例3

　　2岁3个月的童童，这段时间脾气似乎变得很大。当童童没有得到想要的玩具时，无论妈妈说什么，童童好像都听不进去，就只是一直哭闹，而且童童开始变得越来越不听话，不讲道理，动不动就大吼大叫，甚至躺在地上打滚……

　　你的宝宝是否也有情绪反复不稳定的情况？是什么原因影响了宝宝的情绪呢？我们如何引导宝宝形成稳定的情绪呢？

　　如果你家的宝宝出现了上述行为，并给你们的生活造成了困扰，别担心，这是宝宝进入了第一个"叛逆期"。如何帮助宝宝顺利度过第一个"叛逆期"呢？那就和我们一起带着对宝宝成长的好奇与疑问，共同探究宝宝这一时期的身心特点和发展任务吧！

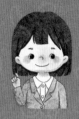

一、生长发育特点

进入两岁的宝宝，在体格发育方面较前一时期显著减慢，但宝宝的身体各部分还会继续经历明显的变化。其中变化最大的是宝宝身体各部分的比例，宝宝的头部发育相对变缓，但四肢发育的速度加快，使得宝宝的身体变得更加协调。

（一）体格发育

1. 身高和体重

这一时期依旧采用卧位测量。这一年中宝宝的身高增加 9 ～ 10 厘米，满 3 岁时身高为 97 ～ 99 厘米，约为出生时的 2 倍。一般来说，男孩的身高要略高于女孩。

这一年宝宝的体重约增加 2 千克，满 3 岁时体重为 14 ～ 15 千克，为出生时的 4.5 ～ 5 倍。一般来说，男孩的体重要略高于女孩。

2. 头围和胸围

到了 2 ～ 3 岁，宝宝头围发育速度变缓。这一年宝宝头围约增加 1 厘米，满 3 岁时头围为 48 ～ 50 厘米，为出生时的 4.5 ～ 5 倍。

3 岁之前宝宝的头围长于胸围或与胸围相当，但随着宝宝心肺的发育，胸廓也随之扩大，3 岁宝宝的胸围已经超过了头围，证明胸廓发育良好。

若发现3岁之后宝宝的胸围还未超过头围，就表示宝宝的胸部发育不好，需要多加注意，及时排查宝宝发育问题，如是否缺少体育锻炼，是否患有气管炎、肺炎等呼吸道疾病，是否挑食、偏食或营养不良等。

3. 乳牙

2岁半的宝宝20颗乳牙已全部出齐，乳牙一般要使用6～10年。并非只有恒牙才会发生龋齿，幼儿的乳牙更容易受害。由于乳牙钙化程度低，耐酸性差，加之睡眠时间长，口腔较多处于静止状态，唾液分泌少，自洁能力差等，龋齿发病率高。所以幼儿要注意少吃甜食，吃甜食后及时漱口或刷牙，并定期检查牙齿，应每半年检查一次，发现龋齿，及时进行适当处理。

（二）大脑发育与睡眠

这时期宝宝身体的各系统随着年龄的增长不断地生长发育，其中最大的特点是大脑及神经系统的发育非常迅速。

大脑和神经系统的发育主要表现为脑重和神经细胞数量的迅速增加。在这段时间内神经系统的结构和功能继续发展，3岁宝宝大脑的重量为1100克左右，大约是出生时的3倍，相当于成人脑重的80%（成人脑重为1350～1400克）。脑神经细胞数目约为140亿个，已达到成人的70%～80%，其体积和神经纤维日益增长。小脑的发育已基本完善，能维持身体平衡及运动的协调，走路、跑步时跌跤较之前有所减少，肌肉的协调性也逐步增强。同时，宝宝尿床行为减少，晚上也能控制大小便，不尿床。

随着年龄增长，宝宝的睡眠时间开始减少。3岁宝宝的睡眠时间应控制在10～13个小时（包含中午1～2个小时的午休时间），建议宝宝21点左右入睡。

（三）消化与排泄

宝宝乳牙全部出齐和胃容量的增加，有助于食物的消化和吸收，保证了宝宝的营养。虽然 2～3 岁宝宝的消化系统进一步发育，但宝宝消化管的黏膜非常细嫩，血管较多，消化功能较差。同时，宝宝的肠管比成人的要长些，肠道蠕动也比成人弱，腹肌的推动力更是不足，导致食物通过比较慢，因而还是要特别注意饮食卫生，防止消化不良和发生胃肠道疾病。

当宝宝 2～3 岁时，泌尿系统逐步完善，尿道括约肌功能逐渐发育完善，对排尿有了明显的自我控制意识，一般不会或只是偶尔出现尿床的情况。如果宝宝 3 岁左右尿床行为频发，父母就一定要引起重视，检查是否睡前饮水过多、吃太多利尿食物或泌尿系统有疾病而导致了宝宝尿床。如果情况较为严重，就需要及时带宝宝到医院诊治。

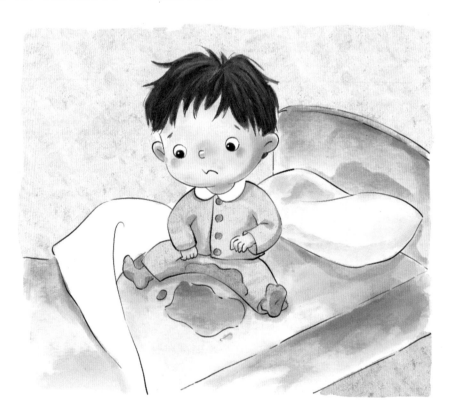

（四）呼吸

随着宝宝运动能力的提高，宝宝的呼吸系统有了明显的发展。宝宝2岁开始出现上颌窦、筛窦、颌窦，3岁时蝶窦与鼻腔相通。呼吸频率为25～30次/分，呼吸节奏表现为深、浅呼吸交替或呼吸节律不齐、间歇、暂停。2岁以后，由于幼儿已会走路，膈肌下降，肋骨呈倾斜位，呼吸肌也随年龄而发达，于是宝宝的腹式呼吸方式开始转变，出现了胸腹式呼吸。

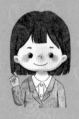

二、心理发展特点

（一）动作发展

2～3岁宝宝在体力方面正处于"无时停"的年龄，这个年龄的宝宝总是不停地运动——跑、踢、爬、跳。2岁的宝宝开始从学步时踉跄的步伐逐渐进阶成更加稳健的脚步运动，宝宝对身体操纵更加灵活，后退和拐弯也不再生硬。走动的同时也能做其他的事情，例如使用手、讲话以及向周围观看等。

1. 身体运动——稳步探索和发现世界

在2～3岁时，宝宝的身体运动进一步发展，腿部力量足以支撑宝宝更高更远地去探索和发现世界。这一时期的宝宝更加活泼好动、精力充沛。2岁前获得的各种基本动作在活动中进一步巩固，并逐步熟练。如除了能平稳地走，熟练地跑，也能双脚交替灵活地走楼梯，也能双脚离地连续跳跃2～3次，还能单脚站立（5～10秒）、跨过一定高度的障碍物、举起手臂将球朝一定目标投掷。瞧，宝宝正在四肢协调地做操、跳舞呢！

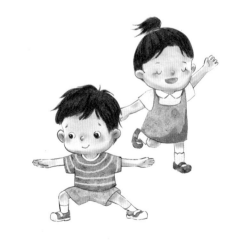

2. 小肌肉动作——学会了"画画"

宝宝手指的小肌肉动作逐渐精细、熟练，可以自由地摆弄各种玩具，如用积木、大积塑拼搭或拼插成物体，并尝试命名；会转动把手开门、拧开瓶盖取物。本年度的主要成就之一就是学会"画画"，宝宝用手握笔和翻书的能力提高，能用大号蜡笔涂涂画画，也能画垂直线、水平线；还能模仿画圆、"十"字，学着一页一页地翻书。此外，宝宝生活自理能力也进一步发展，会模仿成人使用各种生活用品和用具，如使用肥皂洗手、毛巾洗脸、漱口刷牙等。当然宝宝也学会了正确使用汤匙、自己穿脱鞋袜、解系衣扣和拉拉链等。宝宝的小手在多次实践中变得越来越熟练、灵活。

（二）语言——语词发展的"高速期"

2～3岁是宝宝学习语言和发展语言的关键时期，也是宝宝学习口语的最佳年龄。这一时期，宝宝不仅能听懂大人的大部分话语，还能利用已经掌握的词汇说话。

（1）**在语言倾听方面**。宝宝对"听"有高度积极性，爱听大人念儿歌、讲故事，甚至能在大人提示下背诵一些简短的诗歌、复述有主要情节的小故事。

（2）**在语言表达方面**。宝宝逐渐从说2个或者3个词的句子转变为能说出常见物品的名称和用途，词汇量迅速增加，会使用七八个词组成的句子进行简单的叙述，听完故事能说出讲的是什么人、什么事；会用"你""我""他"，会用连续词"和""跟"，会使用副词"很""最"，还会用几个形容词。

（3）**在语法结构方面**。这时期宝宝初步掌握了基本语法，大量运用合乎语法习惯的简单句，而且还学会使用复合句，句型是由两个简单句组成，每句为 3 ~ 5 个字，但没有连接词。词汇总量在 3 岁时已超过 1000 个。说话已经有明显的语调，爱提问，一般从"这是什么"这类问题开始。

父母需要注意，3 岁幼儿语言发展的差异很大，这是因为语言是在实践过程中发展起来的，多听多讲会促进幼儿语言迅速发展。反之则语言发展缓慢，词汇量少，语不成句。

（三）认知发展

2 ~ 3 岁的宝宝能主动积极地运用自己的感官和动作进行自发地探索。在探索中通过对周围事物的注意、记忆、思维、想象的认识过程来发展自身的认知能力，提高对外界事物的看法。

1. 多通道知觉——各种感觉的整合

细心的爸爸妈妈会发现，在该年龄段某一个瞬间宝宝会突然认识到走陡坡可能会摔倒。难道这是"突变式"成长吗？其实不是的，这是因为在宝宝成长过程中曾在陡坡上摔倒，或看到别人在陡坡上摔倒过，他对这一特定情境有所记忆，并能够把视觉、触觉整合起来，这就是多通道知觉。

宝宝的多通道知觉显示了其复杂的知觉能力，这种能力从婴儿期开始一直在发展，只是父母容易忽视，只有在看到宝宝的"突变"时才会注意到。在此也提醒父母，不要阻碍孩子的点滴尝试，因为这很可能是宝宝高级心理发展的基石。

2. 注意——有意注意开始发展

2 岁后宝宝的有意注意开始发展，即宝宝观察时目的明确且需要意志努力，比如宝宝能短时间内集中注意力听故事或看动画片。宝宝对感兴趣的动画片，注意力持续时间一般为 10 ～ 20 分钟。2 ～ 3 岁宝宝虽出现了有意注意，但仍然是无意注意占优势。因此，宝宝注意力还是很容易发生转移。

3. 记忆——一切心理活动的开端

宝宝在 2 岁时开始出现再现能力，如会去找自己放好的玩具。同时，在接近 3 岁时宝宝有意记忆的能力开始发展，他可以记住自己想记住的事情，比如父母答应宝宝的事情，所以这时候爸爸妈妈要慎重承诺孩子，说到就一定要做到。

4. 思维——初步概括能力的形成

2 ～ 3 岁宝宝的思维仍以直觉动作思维为主，只能一边行动一边思考，动作与思维同步，动作停止，思维也就相应停止。接近 3 岁时，宝宝逐渐摆脱了物体和动作，开始依靠事物的具体形象或表象进行思维。由于语言的发展，宝宝对周围事物之间的关系进一步理解，通过思维能做出简单的判断，也开始理解物体之间的关系，出现了初步思考问题及概括的能力，如当宝宝玩形状分类玩具和益智拼图玩具时，可以匹配相似的形状，开始区别"一个"和"许多"。

宝宝有了初步的概括能力，开始对事物之间的因果关系进行探索，会问一些"是什么""为什么""是谁""在哪里"的问题。同时，宝宝开始有意识地解决一些生活中简单的问题，如搬椅子、爬上去、取东西。

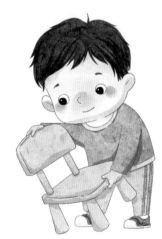

5. 想象——以实物为主的想象力

由于宝宝生活经验的丰富，语言能力的发展，记忆力逐渐增强，宝宝在2岁左右出现想象的最初形式，如宝宝用勺子喂布娃娃"吃"饭；坐在椅子上，嘴里发出"嘀嘀"的声音，学"开"汽车状这些行为表明宝宝开始运用表象进行想象了。这一时期宝宝的想象往往来自日常生活，使得想象的内容简单贫乏，往往限定在某几个事物的范围之内；宝宝的想象往往没有明确的目的，而且受到宝宝思维特点的影响，宝宝的想象往往依靠实物和动作感知开展，有时一定的言语提示也能促进宝宝的想象。

（四）情绪与社会性发展——开始走向独立

2～3岁是宝宝从依赖走向独立的时期，也是宝宝社会性开始发展的时期。自我意识初步萌芽并发展，使得宝宝进入了人生中的"第一反抗期"。

这一时期是宝宝情绪、情感迅速分化的时期。进入两岁的宝宝不仅开始初步意识他人的情绪，也开始用"不"表示独立，表达自己的情感，如果宝宝的愿望没有得到满足，宝宝会发脾气反抗。随着宝宝年龄的增长，宝宝的情感日益丰富，除了基本的喜、怒、哀、乐，当与兄弟姐妹或同伴进行游戏和比赛时，会产生嫉妒的情绪。到3岁时，宝宝的情绪开始具有相对稳定性，能够控制自己的情绪，换句话说宝宝大吵大闹和发脾气的行为已经不常见了，而且消极情绪持续的时间也开始缩短。另外，宝宝的同情心也开始发展，表现为对故事里的人物投入感情，会对故事中人物的经历表达同情。

2～3岁的宝宝感情中社会联结的建立，认知能力和语言能力的发展，扩大了宝宝社会交往的范围，各种情绪的发展与情感体验，进一步促进了宝宝社会性的发展，使宝宝能有效地适应环境的变化。这一时期宝宝社会性发展的主要特点为：

（1）**以自我为中心**。宝宝能意识并区分身体各部分，能把自己与外界、他人区别开来，喜欢和同龄小朋友及熟悉的成人交往，但在交往中带有明显的自我中心倾向，常常以满足自己的愿望为目的，不满足时会出现攻击性行为。同时，宝宝知道自己的全名，用"我"来表示自己，独立意识增强。但同时宝宝表现得更为"固执"，所有事情都要坚持自己做。

（2）**喜欢与同伴游戏**。宝宝开始关注到身边的同伴，喜欢和同伴一起玩，并伴有愉快的情绪体验。他们可以和同伴一起玩简单的游戏，会相互模仿，有模糊的角色装扮意识。在交往过程中形成了简单的是非观念，知道打人、咬人、抓人不好。并逐渐发展了同情心，如遇到同伴伤心哭泣时，会受到同伴情绪的感染，也会主动走到同伴身边给予安慰。

（3）**生活自理能力发展**。这一时期宝宝的生活自理能力也进一步发展，可以整理玩具，开始知道物归原处，并能自己上床睡觉。虽然宝宝各方面都有较大进步，但是宝宝还表现出了如不愿改变已经养成的生活习惯、害怕黑暗和动物等特点，需要引起爸爸妈妈的注意。

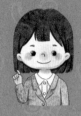

三、发展任务

"三岁看大，七岁看老"，虽然是句传统俗语，但也是有科学依据的。科学研究显示，3岁之前是人大脑发育的重要时期，3岁时宝宝的脑重已接近成人脑重，以后发育速度就变慢了。所以宝宝在出生后2～3年内，无论在生理和心理方面，良好的育儿刺激对大脑的功能和结构都有重要的影响。因此要采用科学的育儿方式，帮助宝宝发育。下面将从发育与健康、动作发展、语言发展、认知发展、情绪情感与社会性发展五个方面阐明2～3岁婴儿的发展任务。

（一）发育与健康

1.逐步与家人一起用餐，养成良好的用餐习惯

2～3岁宝宝的乳牙已经全部出齐，牙齿咀嚼和消化功能提高，其饮食结构与成人基本一致。这一阶段逐步培养宝宝与家人一起用餐，并养成良好的用餐习惯显得尤为重要。

首先，用餐前要做好准备，激发宝宝的食欲和养成饭前洗手的习惯。家庭中要形成固定的进餐时间，并注意在饭前不可为宝宝提供零食和饮料，以免影响宝宝的食欲。家长要以身作则，每次吃饭前都要带领宝宝一起洗净双手，预防病从口入。爸爸妈妈可以先示范，耐心地教宝宝如何使用洗手液或

香皂，让宝宝模仿洗手的动作，坚持一段时间，宝宝就会自觉地保持这种习惯。这种饭前饭后洗手的习惯，越早养成越好。

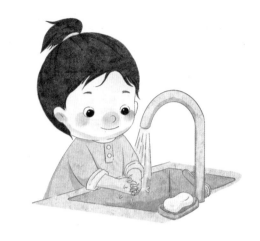

其次，要专心就餐，细嚼慢咽。爸爸妈妈要把握好宝宝进餐的时间，提醒宝宝要将食物充分咀嚼后吞咽，从而促进宝宝咀嚼能力和消化系统的发展。如果进餐过快，会使食物尚未嚼碎就进入胃里，加重胃的负担，导致消化不良；如果进餐过慢，就会使消化液分泌减少，影响食物的消化和吸收。因此，进餐时间要适当，不可过快或过慢。专心、安静进餐有助于保证宝宝的安全和消化系统发育。让宝宝就餐时保持专心也是十分必要的，很多爸爸妈妈担心宝宝吃不饱，追着宝宝喂饭，这是不可取的，应该为宝宝提供固定的座位，让宝宝与家人一同坐在饭桌上吃饭。除了吃饭的地点固定外，爸爸妈妈还要为宝宝创造安静的就餐环境，吃饭时尽量减少大喊大叫或哈哈大笑，也不能让宝宝边哭边吃，这样容易使食物从咽门掉进气管里卡住或者引起宝宝的呕吐。吃饭时禁止看图书、玩玩具、看动画片，以免影响消化系统的正常工作，造成肠胃疾病。

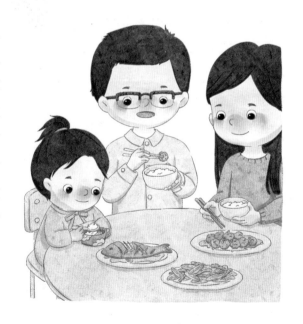

最后，要愉快地结束用餐，并培养宝宝的家庭参与感。爸爸妈妈要注意宝宝用餐的情绪，让宝宝在愉快中结束用餐，并在用餐后提醒宝宝洗手和漱口。进餐后的 30 分钟内，不可以让宝宝做剧烈运动，也不宜洗澡，以免影响肠胃消化。

2. 形成规律的睡眠习惯，可以自己上床睡觉

合理的生活时间安排有助于宝宝生活习惯的养成和神经系统的发育。充足的睡眠能为宝宝饱满的精神和愉快的情绪提供保证。

首先，做好睡前准备，保证睡眠质量。创造适宜睡眠环境以及必要的睡前准备，为宝宝良好的睡眠质量提供条件。要想保证宝宝的睡眠质量，需要做好物质和心理两方面的准备：根据宝宝的喜好，为宝宝选择一个适宜的专属小床；提供安静的入睡环境。如果宝宝开始害怕黑暗，不敢入睡，这时可以适当地将卧室的灯光调得柔和些，不要太刺眼，给宝宝讲一些睡前小故事或者播放一些轻柔的摇篮曲，为宝宝建立安全感，帮助宝宝入睡。此外，爸爸妈妈要注意晚餐不要让宝宝吃得太多或太少，以免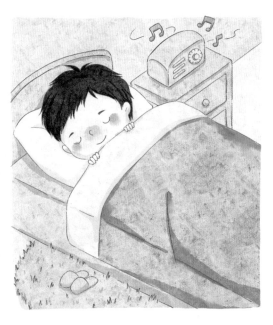加重宝宝的肠胃负担或因饥饿而影响宝宝的睡眠质量；在晚餐后要减少宝宝喝水的量，以免宝宝过多起夜而干扰睡眠。

其次，要注意个别差异，纠正不良睡眠习惯。家庭成长的环境对宝宝的个性形成起到重要作用。宝宝之间的个性差异也体现在生活习惯和睡眠习惯

方面。因此，爸爸妈妈要根据宝宝的个性特点和身体状况，逐步纠正宝宝的不良习惯，从而培养宝宝良好的睡眠习惯。如有的宝宝习惯抱着玩具或安抚巾入睡，这可以作为自主入睡的短暂过渡，从长远看，建议爸爸妈妈循序渐进地帮宝宝一起远离玩具或安抚巾。比如，提前告诉宝宝："3岁生日的时候就要和安抚巾说再见啦，因为它也要去你去过的好玩的地方走一走、看一看啦。"在此期间，爸爸妈妈要给予宝宝足够的耐心，不要强行戒除，还要给宝宝足够的安全感，帮助宝宝逐步养成良好的睡眠习惯。

3. 训练宝宝自主排尿，提高宝宝生活自理能力

2~3岁是宝宝形成自主控制大小便能力的关键时期，这时爸爸妈妈要准确地掌握宝宝的如厕规律，定时提醒宝宝排尿，训练宝宝自主排尿的能力。

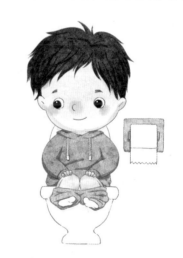

首先，教育宝宝有排泄需要时及时告知爸爸妈妈。

其次，要有耐心，鼓励和夸奖宝宝。当宝宝主动表达排便意识后，爸爸妈妈要对宝宝的准确表达进行夸奖，形成强化。如果宝宝出现尿裤子的情况，爸爸妈妈要以平常心对待，不能对宝宝大吼大叫或者指责埋怨，这样会使宝宝对排便产生恐惧心理，对宝宝的身心健康不利。

最后，及时提醒宝宝排便，培养宝宝的自理能力。家长要根据宝宝形成的排便时间，及时提醒宝宝排便。同时，宝宝衣物的选择以宽松舒适为宜，方便宝宝穿脱裤子，并要帮助宝宝养成排便后及时洗手的习惯，促进宝宝良好生活习惯的养成。

（二）动作——提供动手操作的机会

2～3岁宝宝的动作发展又进入了新的阶段。在前两年身体动作发展的基础上，可适当增加锻炼的时间和内容。

大动作能力发展方面，要在训练宝宝平稳走路的基础上，适时加入平衡、跑、跳等方面的训练，提高宝宝肢体的协调性和平衡能力。可根据实际情况进行适当的体育锻炼和户外活动，创新户外活动的形式，让宝宝对户外活动保持兴趣，但需要注意户外活动的时间和强度，灵活掌握，既要保证宝宝的身体动作和协调性得到发展，又不可使宝宝过度劳累，以免造成宝宝的肌肉损伤。

小肌肉动作发展方面，要继续训练宝宝手部精细动作的发展，进一步锻炼宝宝的手、眼和脑的协调能力，从而刺激神经系统，促进智力的发展。要为宝宝提供充足的操作材料，鼓励宝宝自主探索。涂涂画画也是很有必要的，不仅使宝宝手部的小肌肉动作得到发展，而且也有助于宝宝对绘画产生兴趣，发展宝宝的审美和想象能力。

（三）语言——发展宝宝的语言理解和表达能力

这一时期宝宝的语言发展迅速，说话的积极性特别高，以简单句为主，掌握了与生活有关最基本的词汇和语言，但还处于低级水平。因此，需要爸爸妈妈为宝宝语言发展创造有利的条件，进一步从语言理解和表达方面促进宝宝语言能力的发展。

在语言理解方面，可以利用日常生活为宝宝创造良好的语言环境。早期语言的发展需要借助一定的环境刺激，爸爸妈妈可以丰富宝宝的生活，让宝宝广泛接触周围的人和事，加强宝宝对事物的理解。如家长在教育宝宝认识物体的名称时，不能仅局限于物体名称，而是要对物体进行客观、生动、具体的描述，以扩展宝宝对物体和环境的理解。亲子共读，讲故事，朗读儿歌也是丰富宝宝词汇的重要途径。

在语言表达方面，提供语言表达的环境，鼓励宝宝主动表达。在日常生活中，爸爸妈妈可以带宝宝出去，增加宝宝与人交流的机会，鼓励宝宝多说话，大胆表达自己的感受；也可平时利用讲故事，背儿歌的形式，增加宝宝的词汇量，学会使用正确词语对事物进行描述，通过不断积累和完整表达，将会帮助宝宝学说完整的语句。

（四）认知——帮助宝宝建立基本的认知概念

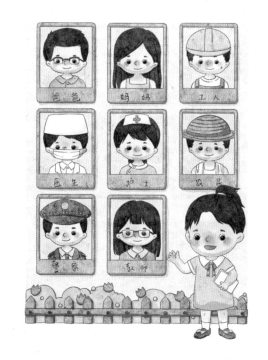

宝宝语言能力的迅速发展，使得宝宝的认知发展水平得以显现。这一阶段宝宝的认知仍以直觉动作为主，所以需要继续沿用直观教育的方法，利用宝宝的多种感官，提高宝宝的认知积极性。

从生活实际出发，认识周围的人或物。爸爸妈妈要结合宝宝日常生活中接触的人或物，来训练宝宝的认知能力；有意识地帮助宝宝区分自己的五官和身体的主要部位；认识周围的人，并能区分他们的职业；认识生活中的工具和食物，理解时间和空间概念；培养宝宝初步的性别意识，让宝宝知道自己的性别。

结合宝宝思维特点，帮助宝宝理解因果关系。爸爸妈妈要耐心地帮助宝宝对事物之间的关系进行梳理，回答宝宝提出的问题，以促进宝宝对事物关系的理解，促进思维的发展。

（五）情绪情感与社会性——创造机会、鼓励宝宝进行交往

2～3岁宝宝的活动的空间和范围逐步扩大，在与别人接触的过程中，获得人际交往的快乐和能力。

鼓励宝宝交朋友，创造机会让宝宝与熟悉的同伴游戏。宝宝到了2岁左右，喜欢与同伴共同游戏，也会慢慢表现出关心他人，认识他人情绪和理解他人需要的能力。在这个阶段，要让宝宝多与外界接触，鼓励宝宝与同伴交往。在交往中发展宝宝关心他人的能力，如在公园看到有小朋友摔倒，可以鼓励宝宝上前帮忙，并表达关心。

发展宝宝的自主性，培养宝宝的自信心和个性发展。这一时期宝宝的自我意识开始萌芽，凡事都要求自己做，反对爸爸妈妈的干预。虽然宝宝的能力发展相对不足，可能会出现添乱的情况，但是爸爸妈妈要把握好管教的"度"。在严格要求的基础上，为宝宝提供一定的自由。过多的干预和限制可能会阻碍宝宝自主性的发展，使宝宝出现羞愧感，不利于宝宝社会性的正常发展。

发展宝宝的模仿能力，提供良好的言行榜样。这一时期宝宝的模仿和观察能力发展迅速。无论是生活习惯的养成还是社会交往，爸爸妈妈都要发挥好榜样作用，通过自己的言传身教对宝宝的能力发展发挥作用。

Chapter **1**

2岁1个月~2岁6个月

- 2岁1个月~2岁6个月宝宝的发展特点
- 2岁1个月~2岁6个月宝宝的养育指南
- 2岁1个月~2岁3个月宝宝的学习与教育指南
- 给爸爸妈妈的建议（针对2岁1个月~2岁3个月宝宝）
- 2岁4个月~2岁6个月宝宝的学习教育指南
- 给爸爸妈妈的建议（针对2岁4个月~2岁6个月宝宝）
- 宝宝成长档案

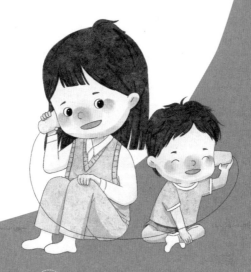

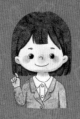

一、2岁1个月~2岁 6个月宝宝的发展特点

2~2.5岁的宝宝喜欢探索，容易兴奋，脾气也容易暴躁。下面我们来看看他们的发展特点吧！

（一）生长发育特点

1.身高和体重

2~2.5岁期间的宝宝身体发育有了很大的进步。两岁半男孩平均身高约为93.2厘米，女孩的平均身高约为91.9厘米。

这一时期男孩的平均体重约为13.7千克，女孩的平均体重约为13.0千克。这期间的体重大约是宝宝出生时体重的4倍。

发育指标	男孩	女孩
平均身高 / 厘米	93.2	91.9
平均体重 / 千克	13.7	13.0

2. 头围和胸围

两岁半的男孩平均头围约为 48.9 厘米，女孩的平均头围约为 47.9 厘米。

这一时期男孩的平均胸围约为 51.0 厘米，女孩的平均胸围约为 50.2 厘米。

发育指标	男孩	女孩
平均头围 / 厘米	48.9	47.9
平均胸围 / 厘米	51.0	50.2

3. 脑的发育

两岁时，宝宝脑重为 1000 克左右，约占成人脑重的 75%。大脑的绝大部分沟回均已明显，神经细胞约 140 亿个，并且不再增加。脑细胞之间联系日益复杂，后天的教育与训练会使得大脑某些区域增长，个体差异开始出现。

4. 牙齿

乳牙共 20 颗，两岁宝宝一般应出 16 ~ 20 颗乳牙（若宝宝长牙较早，两岁时，第二乳磨牙已萌出，则共有 20 颗牙；若长牙相对较晚，第二乳磨牙未萌出，则为 16 颗牙），到两岁半基本出齐，最晚不应迟于 3 岁。现在妈妈要教宝宝学着漱口，还要带宝宝进行第一次牙齿保健检查，观察乳牙萌出状况，再检查有没有出现龋齿。因为这个阶段的宝宝特别爱吃糖，糖里含有焦性葡萄糖酸，会顺着龋洞渗入牙髓，侵蚀正在成长的恒牙。

（二）心理发展特点

1.动作方面

- 会吹泡泡。
- 开始能用脚尖走路。
- 可以跑得很好，但有时会摔倒；能从矮台阶跳下来。
- 喜欢坐在秋千上让人推着玩。
- 会用剪刀剪去纸张的一角，但不能剪成一条直线。
- 喜欢用笔乱涂乱画。
- 开始能经常用一只手活动。

2.认知方面

能了解轻和重、快和慢。

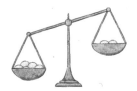

思维具有象征性的特点，如在游戏中，能够用积木来代替冰激凌等。

初步理解因果关系，例如妈妈说"屋里好黑"，宝宝会去打开灯，但仍不能分清真实与虚幻。

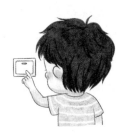

自我意识出现，开始把"我"与"物"分开，但仍认为其他孩子是物体，有时会打或拉他们。

3. 语言方面

- 独自玩耍时，会对玩具说话。
- 开始说新的词语，但并不能真正了解这些词语的含义。
- 能够记住一些简单的词语，2岁半的时候开始认识书里的词。
- 会说两三个字的句子，比如"我做的"和"两只脚"等。
- 会哼唱简单歌曲。
- 会用"我""自己"和"你"，但常会用错。

4. 社会性方面

- 玩耍时，会模仿成人的所作所为。
- 喜欢听电话，但还不会打电话。
- 喜欢抱紧被子，但他还不觉得安全。
- 喜欢接近别的孩子，但还不能很好地和他们玩。

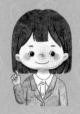

二、2岁1个月～2岁6个月宝宝的养育指南

（一）育儿要点

● 多给宝宝看一些新东西，把名称告诉宝宝，帮助他们发展词汇。这时宝宝喜欢学说"大词话"，如河马、电动扶梯、大象等。

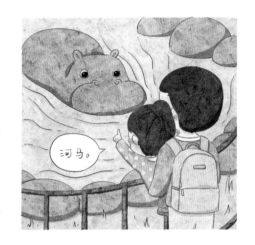

● 和宝宝一起唱歌，唱一些适合宝宝唱的儿童歌曲。让宝宝欣赏音乐，和他们一起跟着节拍跳舞。

● 给宝宝一个小喷壶让宝宝给植物浇水，让宝宝喂养一些小动物。

● 给宝宝拍一些照片，并在照片后写上日期。给宝宝准备一本相片簿，等宝宝长大了，他将从以往的照片中看到自己的成长。

● 和宝宝一起听一听家中四周的声音，比如听流水的声音、刮风的声音、鸟叫的声音，让宝宝告诉父母这是什么声音。

● 让宝宝触摸不同的材料，并说出哪些是粗的、不平的、滑的、柔软的、毛茸茸的，等等。

● 让宝宝拿轻的和重的东西，并同时告诉宝宝哪个是重的，哪个是轻的。

● 常给宝宝讲故事。

● 和宝宝一起对着镜子玩"跟着我做"，让宝宝快乐地看到身体的动作。

（二）营养与喂养

1. 宝宝的饮食与习惯

在生长发育的过程中，人体需要食物中所含的各种营养素为其物质原料。这就不仅需要合理调配适合宝宝年龄的膳食，还要培养宝宝良好的饮食习惯与能力。父母应该培养宝宝哪些良好的饮食习惯与能力呢?

- 引导宝宝按时进食的积极性，使其对进餐表现出极大的兴趣。
- 从2岁开始，在进食时应有固定的座位，并且注意不改变座位。
- 注意力集中，细嚼慢咽，定时定量，安静地吃完自己的食物，不边吃边玩或看电子产品。
- 爱吃各种食物，不偏食、不挑食、不吃零食。
- 闭住嘴唇咀嚼食物，不"吧嗒"出声，不让别人看到嘴里的食物。
- 咽下最后一口饭再离开饭桌，不含着食物说话或上床睡觉。
- 吃饭时注意桌面整洁，吃完碗里的饭菜，不养成剩饭菜的不良习惯，洒了饭、汤，大人要及时帮助擦净。
- 经常喝开水，不喝生水。
- 不捡地上的脏东西吃。

在饮食能力方面，应注意逐步培养宝宝正确使用餐具和独立吃饭的能力。

2. 宝宝良好的饮食习惯与能力的培养

2岁以后可学习使用筷子，自己洗手、擦嘴。3岁左右能熟练地使用勺子和筷子，开始吃得干净、利索，能保持桌面干净，并开始学习协助父母摆放碗筷，饭后将自己的碗、筷、椅子放好。任何年龄的宝宝都要培养吃饭的正确姿势，并掌握与进食有关的语言，如"慢慢嚼"，各种餐具名、饭菜名等。

吃饭前要让宝宝保持安静、保持轻松愉快的情绪。按时进餐，让胃的消化液正常分泌。切不可让宝宝饭前过度兴奋或疲劳。饭前一小时内不吃糖果、雪糕等冷饮，也不要喝大量的开水，以免冲淡胃液，影响胃液的正常分泌，造成宝宝食欲下降。

注意饭菜的色、香、味、形，经常交换花样，最好安排出一周的食谱，可避免单调无味。饭菜太烫或太冷都会引起宝宝反感而拒食，要注意参照气温适度调整食品的冷热，以增进宝宝的食欲。

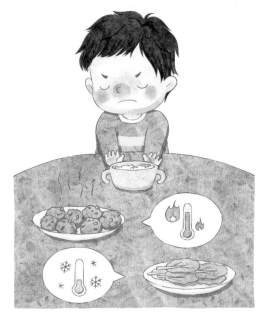

可有意地用童话故事、比喻、示范等方法，引导宝宝理解食物的好处，比如"猪肝真好吃，多吃猪肝眼睛会亮晶晶的，嘴唇会红红的""多吃蔬菜小脸蛋会长得像红苹果一样"，从而培养宝宝对各种食物的兴趣。当宝宝挑食、厌食时，对于不喜欢吃的食物，一定要多变换花样。开始可少量进食这种食物，以后再逐渐增多。

如果宝宝发脾气、任性，切不可用糖果、饼干等食物来缓解矛盾，转移宝宝不合理的要求，以免形成吃零食的习惯。进食时，更不可迁就宝宝边吃边玩的毛病。当宝宝不好好吃饭时，可以采用不理睬的态度，坚持下去，宝宝会自知没趣而"休战"。

2岁左右宝宝的学习积极性很高，但由于能力有限，吃饭时打翻碗碟，饭菜洒到桌上、地下等问题会不断出现。父母要耐心教会宝宝正确使用餐具的动作，即使手、脸、衣服弄脏，也要不厌其烦地及时帮助擦净，并对其微小的进步加以鼓励，让宝宝始终保持旺盛的学习积极性。切忌粗暴处理，更不能图省事，包办代替，从而剥夺宝宝学习自己吃饭的机会，这会影响宝宝饮食习惯与能力的发展。

父母要十分注意自己的言行给宝宝带来的不可估量的潜移默化的影响。平时言谈或同桌吃饭时，都不得有任何暗示性语言和动作，以免形成宝宝饮食的坏习惯。比如，妈妈不喜欢吃猪肝，让宝宝察觉后，就会模仿妈妈的言行，必然形成挑食的坏习惯。

最后，父母还应及时了解宝宝拒食或食欲不好的原因，想方设法保证宝宝获得足够的食物营养。

3. 宝宝的进食特点

相对于婴儿来说，2 ~ 3 岁宝宝的发育速度有所减缓，这就意味着宝宝的食量不再像婴儿那样快速增长了。但父母们常常忘了这一点，他们会想尽办法以求宝宝多吃一点，这很可能演变为父母与宝宝之间的"吃饭战争"。在这场"战争"中，父母是注定要失败的。因此要尽量避免这种打仗一般的吃饭方式，否则宝宝会认为是"为爸爸妈妈吃饭的"。

这个时期的宝宝极少饥饿，所以把食物摆放在宝宝面前 10 ~ 15 分钟后，父母就应着手把食物撤走，如果宝宝不吃饭，父母应避免用各种点心去塞饱他的肚子，否则宝宝就会总结出经验：如果在正式吃饭时不吃，过一会儿可以吃点心。这种坏习惯一旦形成，就很难纠正。

要让宝宝自己决定一日多餐还是一日三餐，每餐吃多少。许多营养专家认为一日多餐比一日三餐更有益于健康。宝宝如果喜欢一日多餐的进餐方式，父母应保证供给营养丰富的食品，每餐让宝宝自己决定吃多少。父母在开始吃饭时，只在宝宝的碗里放上少量的食物，鼓励他全吃下去。如果他喜欢这种食物，他会要求父母再给他一点。

2 ~ 3 岁宝宝正处在对任何问题都回答"不"的时期。如果父母让他吃胡萝卜，就应该对他说："这是你的胡萝卜，来，看看你的小勺能不能装下它们？"如果问他："想吃胡萝卜吗？"他很可能回答："不。"在吃什么上要避免让宝宝做选择。

幼儿期的宝宝在进食心理上与乳儿期有很大的不同。这一时期，宝宝的好奇心强，特别喜欢新奇的东西，包括在食物的选择上也是如此。因此，需要经常变换食物的花样和制作方法（包括食物切的形状），以吸引宝宝吃饭的兴趣，不能总是"老三样"。其实，市场上卖的许多宝宝食品就是以造型新颖、包装漂亮来吸引宝宝。另外，宝宝对色彩十分敏感，一般不喜欢黑色食品，比较喜欢颜色鲜艳的食品。因此，在给宝宝做饭时，还要注意食物的颜色搭配，少用酱油。对一些黑色食品如黑木耳、黑米、海带等，可考虑减少一次摄入量，或与其他食物混合在一起制作，以免宝宝反感不接受。在幼儿的饮食中，多增加一些手拿食物，如排骨、黄瓜条、西红柿、小包子等，宝宝对自己用手拿食物吃非常感兴趣。

4. 宝宝食物的合理搭配

家长在给宝宝准备食物时，一定要注意各餐的食物搭配要合适，要注意各种食物的互补作用，合理的营养要求，做到膳食营养全面，比例适当而均衡。因此，要粗细搭配、主副食搭配、荤素搭配、干稀搭配、咸甜搭配。搭配合理，便可充分发挥食物中营养素互补的作用，提高其营养价值。

如主食轮换吃软饭、面条、馒头、包子、饺子、馄饨、发糕、麻酱花卷、菜卷等，注意利用蛋白质互补作用，搭配一点粗粮。肉、豆制品、蛋、蔬菜等混合做菜，一个菜内可同时放两三种蔬菜，也可以

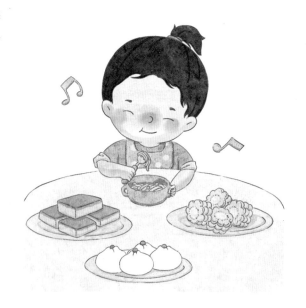

用几种菜混合做馅，还可以在早饭或午饭时吃些蒸胡萝卜、卤猪肝、豆制品等，以刺激宝宝的食欲，产生对食物的兴趣。

在膳食中不宜安排油炸食物，如油条、炸糕、炸油饼、炸馒头作为主食，或煎荷包蛋，都不易消化。膳食中也要尽量不要安排甜食、糖包。因为甜食既影响食欲，也减少了肉、蛋、青菜的进食量。

保证每天有一定的新鲜蔬菜，尤其是深颜色的蔬菜。蔬菜是维生素、无机盐和纤维素的主要来源，绿叶菜和橙黄色的菜是人体维生素的主要来源，而且颜色越深，含量越高。绿叶菜也是钙的重要来源，同时蔬菜中的纤维素较多，能促进肠蠕动，利于排泄。而且蔬菜应选当季大量上市的新鲜蔬菜，可以用多种做法，以吸引宝宝的食欲。

每天1～2瓶奶或奶制品。乳类是营养价值较高的食品，适合宝宝食用。牛奶中所含的蛋白质较高，脂肪呈较小的脂肪球，较易消化，同时奶中所含的奶糖不甜，且有抑制肠道腐化菌生长的作用。而且奶中的钙比青菜中的容易吸收，含的磷、钾也比较丰富，维生素A、D、B1、B2等均含于乳脂中。因此，要及时给宝宝补充牛奶，以保证宝宝生长发育所需的营养。

2～3天吃一次豆制品。豆制品的营养价值比较高,属于物美价廉的食品。豆制品主要含大量的优质蛋白质、大量的植物性脂肪，以及钙、磷、铁等矿物质和维生素B1、维生素B2等。因此，豆制品是宝宝应该经常食用的营养性食物。

一周一次动物肝脏。动物肝脏含有丰富的消化酶以及钙、铁、锌、镁等无机盐，一些重要的维生素，如维生素D、维生素A、维生素B1、维生素B2、维生素B12等在肝脏中的含量也很丰富。因此宝宝平时摄取一些动物肝脏，有利于预防因蛋白质、钙、铁、锌、维生素B2、维生素A、维生素D等缺乏而引起的多种营养缺乏性疾病。但食用肝脏也不宜过多，宝宝每周食用一次即可。

5. 宝宝不宜常吃的食品

（1）腌咸鱼。各类腌咸鱼都含有大量的二甲基亚硝酸盐，这种物质进入人体后，会转化为致癌物质。由于宝宝抵抗力较弱，这种致癌物对宝宝的毒害更大。

（2）泡泡糖。泡泡糖中含有增塑剂等多种添加剂，对宝宝来说都有一定的微量毒性，对宝宝身体有潜在危害。另外，宝宝吃泡泡糖的方法不卫生，常造成肠道疾病。

（3）街头小贩制作的零食。如糖葫芦、棉花糖或油煎饼、艺术糖（如吹糖人）等。这些食品表面看好像不脏，其实大部分不符合国家卫生要求，个别食品的色素和糖精大大超标，对宝宝的身体不仅有害，而且常易引发消化不良等多种疾病。

（4）过咸食物。有些父母喜欢吃过咸的食物，宝宝也被迫跟着吃过咸的食物。长此下去，易引起宝宝高血压，尤其是有高血压家庭史者更应注意。为了预防高血压或其他心血管病的发生，从小就应养成少吃盐的习惯。

（5）根茎多的食物。如芹菜、黄豆芽、苋菜等。宝宝吃这些食物，不像大人那样咀嚼很细，有时形似咀嚼，其实是囫囵吞枣，极易引起消化不良，甚至引发肠梗阻等疾病。

（6）多量的动物脂肪。动物脂肪（动物油）主要含有饱和脂肪酸，宝宝若大量食用可影响对钙质的吸收，从而对健康不利。吃较多的动物油，可造成血脂和胆固醇增高，使宝宝较早地发生心血管疾病。

（7）浓茶。茶叶中所含的单宁能与食品中的铁相结合，形成一种不溶性的复合物而影响铁的吸收。若宝宝经常喝茶，很容易引起缺铁性贫血。喝茶还可以使宝宝兴奋过度，烦躁不安，影响宝宝的正常睡眠。茶还可以刺激胃液分泌而引起腹胀或便秘。

（8）2岁以内宝宝应少吃鸡蛋清。这个年龄的宝宝消化系统发育尚未完善，肠壁的通透性较高，而鸡蛋清的蛋白分子很小，可透过肠壁直接进入血中，导致机体对异体蛋白分子发生过敏反应，从而出现荨麻疹、湿疹等疾病。

6. 宝宝的进餐时间

年轻的家长应留意：一天当中什么时候以及什么环境里你的宝宝吃饭的情况最好，并据此安排进餐时间。你可以发现，当你心情良好地准备食物的时候，没有其他人在家的时候，或者你刚和他一起玩了一会儿时，或者你帮助他刚刚洗完澡的时候，你的宝宝吃饭的状况是最好的。

7. 不要盲目进补

家长们都希望宝宝健康成长，但宝宝的生长发育因受先天或后天因素的影响，总是有一些个体差异，有的宝宝可能比小伙伴长得矮，有的宝宝容易生病，家长们常常会因此而焦虑。有些家长为了宝宝的成长，热衷让宝宝吃大量的营养补品，希望宝宝发育得更好。现在市场上许多补品针对一定情况会有一定的作用，但目前营养补剂的质量良莠不齐，无病乱补或补不对路，不仅无益，反而有害。因此，补药的一些反作用不容忽视。

补药的成分复杂，部分补品中含有性激素类物质，宝宝服用有引起性早熟的危险。

补药服用过多会影响宝宝的消化吸收能力。在宝宝营养和热量已经充足时，额外增加补品，并不能达到补益的效果，反而还可能干扰宝宝的胃肠功能，降低食欲。

过量补品还会引发疾病，或对宝宝健康带来危害。近年来也发生了一些宝宝因服用维生素过量而中毒的案例，这是因为家长害怕宝宝缺乏维生素，长期给宝宝大量服用所致，如维生素 A 过量引起的急性脑积水等。

因此，不要给宝宝盲目地添加补药，如果宝宝的身体不佳，要及时去医院检查。

8. 不要用补品代替食物

家长们应该明确的是，不管什么样的保健食品永远也代替不了日常食品。在宝宝生长发育的过程中，其主要的营养还是来自日常的合理饮食。因此，不能以保健品为主，更不能长期依赖某些保健品，以此代替日常的食物。这样不仅花费大量金钱，而且对宝宝的生长发育有害无益。

另外，这些保健食品并非真如广告、说明书及宣传材料中所说的那样，都具有神奇的功效，甚至对一些疾病还具有明显的疗效。到目前为止，还没有任何数据能够证明哪一种保健食品对儿童的生长发育能有显著促进作用。所以，家长应当认识到，要促进宝宝的生长发育，不能也没必要依赖保健食品，只要保证日常食品中的营养丰富、均衡就足够了。

9. 适当补充鱼肝油和钙

2 岁的宝宝仍然要继续适量地补充一些鱼肝油和钙剂。维生素 A、维生素 D 主要防止佝偻病和维生素 A 缺乏症，一般在食物中含量较少，宝宝容易出现缺乏症，需要买来给宝宝吃。但是，过量服用会引起维生素 A、维生素 D 中毒，一定要根据说明书上的用量服用。而钙剂主要是补充钙，防止宝宝因为缺钙影响骨骼系统的发育。所以宝宝到了这个年龄阶段，应该适量补钙促进宝宝生长和发育。

10. 不要过分关注宝宝的进食量

有一部分家长正好相反，过分关注宝宝的饮食，"今天宝宝比平时少吃了多少""宝宝吃的量有没有达到标准"等，这种过分关注宝宝每天的进食量，只会在无形中增加宝宝的精神负担，弄得进餐气氛紧张。宝宝会认为每天吃饭是一件很艰巨的任务，尤其是一些食量比较小的宝宝，常会感到精神不愉快、压力很大。

11. 不要强迫宝宝每餐必须要吃多少食物

其实，宝宝偶尔不想吃饭，或有时吃得多，有时吃得少完全是正常的。我们成人也经常有这种情况出现。只要不是有疾病，偶尔的进餐减少不必过分地担心，尤其不要在宝宝面前表现出来，或一定要再吃什么补上。宝宝一两餐吃得较少，不会影响宝宝的发育。另外，食量的

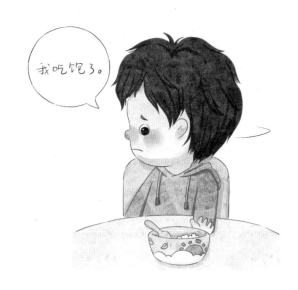

大小并不等于食欲的大小。有些宝宝天生就食量小，但他消化吸收功能好，吃比较少就够了。因此，家长要注意不要强迫宝宝必须吃多少，只要身体健康就好。大多数幼儿会因其生长发育速度放慢，在进食上出现量的减少。

12. 尽量通过变换花样，增加新品种，增加色香味来提高宝宝的吃饭兴趣

这个时期的宝宝喜欢颜色鲜艳的东西，因此家长在做饭的时候需要注意。在颜色调配上，应强调鲜艳，西红柿炒蛋、青椒肝丝、炒三丁（胡萝卜、香干、肉）、三色丸子等往往使宝宝觉得好看，从而有吃的欲望。在花色种类上切忌单调，最好在2天内每顿饭不重样，使宝宝在每次吃饭时都感到"新奇"。如面食可以做成各种形状，宝宝先从感官上接受了这样的食品，进而吃着好吃、可口，才能逐步形成对食物的兴趣。

13. 通过增加宝宝的活动来增加宝宝的进食

通常好动、能吃、能睡的宝宝都长得快。一方面适当的活动能增加宝宝的消耗，加快宝宝身体的新陈代谢，促进宝宝的发育；另一个方面也增加了宝宝的进食量。我们平时要多让宝宝去户外活动，和小朋友们一起跑跑跳跳，这样宝宝在活动过后会有比较好的食欲。

14. 每天定时吃饭，逐渐纠正宝宝吃饭无规律的不良习惯

定时饮食有利于消化系统形成一定的工作规律，如果宝宝不按时吃饭，甚至一顿饭分成几次吃，一会儿给宝宝喝奶，一会儿给宝宝吃鸡蛋，一会儿又让他吃馒头，这样不仅容易使宝宝的胃疲劳，而且会使胃的生理功能失调，功能紊乱，食欲减退，影响食物的消化和吸收。还可以选购宝宝喜爱的餐具，通常宝宝都喜欢拥有属于自己独有的东西，给宝宝买一些图案可爱的餐具，可提高宝宝用餐的欲望，如能与宝宝一起选购效果更好。

15. 宝宝不愿吃饭就放弃，不要强迫宝宝，但事后不要给零食

宝宝不想吃饭的时候，不要强迫他吃。你可以用一些温和的方法劝宝宝吃东西，但是不可以把食物塞到宝宝的嘴里。如果你认为他吃的东西实在太少的话，可以提供一点他最喜欢吃的食物。另一点，父母对食物的作用要有正确的认识，疼爱宝宝不一定非要通过给予食物来体现，多买一些书或玩具也许会更有意义。

16. 不要强迫宝宝多吃

家长总是担心宝宝吃不饱，总是希望宝宝能多吃一点。如果宝宝多吃了

一些，还会给宝宝额外的奖励。当宝宝吃得少一点的时候，就开始对宝宝"威逼利诱"。实际上，宝宝肚子不饿当然吃不下饭，若父母只一味地强迫宝宝进食，反而会造成反效果。试着促进宝宝的食欲，如增加他的活动量，他的肚子真正感到饿了，自然不会抗拒吃饭。

（三）卫生与保健

1. 乳牙保健

乳牙共 20 颗，上下颌各 10 颗。有的人认为乳牙只是暂时长在口腔内，迟早要换的，坏了也没有多大的影响，经过一段时间便会脱落，往往忽视了对乳牙的保护。其实，乳牙具有很大作用：

乳牙有病，会影响咀嚼，食物营养就会大大损失，直接影响宝宝健康。

乳牙在咀嚼食物时，能刺激颌骨及面部肌肉发育。据研究，婴幼儿咀嚼对智力发展具有有利影响。

乳牙的好坏与恒牙有密切关系。假如乳牙患病不及时治疗，可引起牙龈及牙根发炎，会影响在颌骨内尚未长出的恒牙胚，甚至延误恒牙萌出。由于未长出的恒牙牙冠发育不良，长出后也容易被破坏，或恒牙位置不正，使整个恒牙排列错乱，排列不齐，咬合不正。

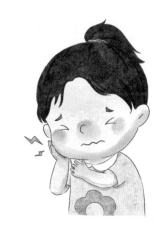

2. 宝宝牙齿的保健方法

乳牙既然这样重要，应怎样保护它们呢?

（1）**要注意口腔清洁**。2～3岁宝宝还不会刷牙，父母可在晚间用淡盐水给宝宝漱口，并用干净纱布轻轻擦拭牙齿。吃完食物后，要养成让宝宝漱口的习惯，以便及时清除口腔内的食物残渣。

（2）**让宝宝多吃甘蔗、硬饼干等**。因为咀嚼这类硬食物，能使牙齿、颌骨和参与咀嚼运动的肌肉积极活动，加强牙髓、牙周膜、牙组织的血液循环，从而提高对龋齿及牙周病的抵抗能力。

（3）**养成睡前不吃甜食，平时少吃糖的习惯**。宝宝吃甜食、糖果过多，特别是睡前吃东西或含糖入睡，就会使口腔内产生过多的酸性物质，使牙齿脱钙，牙釉质受损，容易形成龋齿。

（4）**定期检查宝宝的牙齿**。父母应该每半年带宝宝到医院检查牙齿。在宝宝乳牙没患龋齿以前去口腔医院，为健康牙齿涂氟，可以预防龋齿的发生。一旦发现龋齿，要及时修补充填，以防止整个牙齿都烂掉。

（5）**多晒太阳，注意营养的合理搭配**。经常带宝宝到户外晒太阳，可以保证牙齿的正常钙化，加强牙釉质的抗酸能力，平时让宝宝多吃含钙、磷丰富的食物和粗纤维食物。

3. 宝宝的牙具选择

家长要选择宝宝专用的牙具。牙刷尽量选购圆头、软毛的。牙膏要选择没有味道的，0～3岁的孩子由于自身吞咽反应发育不完全，吞咽控制能力还比较弱，容易误吞牙膏，水果味牙膏容易导致小宝宝主动吞食牙膏。此外要控制孩子挤牙膏的量。小于3岁的宝宝每次应使用米粒大小的牙膏，3岁以上每次使用不超过豌豆粒大小的牙膏。

4. 眼睛疾病早发现

留意宝宝眼睛的五种变化，及时发现眼部疾病。

（1）**怕光**。宝宝的眼睛不愿睁开，喜欢在阴暗处。这个症状最常见于"红眼病"、麻疹、水痘、风疹和流行性腮腺炎等疾病的初期。

（2）**流泪**。眼睛自然流出泪水，时多时少，常见于各种上呼吸道感染性疾病。

（3）**发红**。眼睛的白眼球及眼皮发红，并伴有黄白色分泌物。这一症状最常见于麻疹初期和流行性感冒，风疹、红眼病和猩红热在发病过程中，也会有不同程度的红眼现象。

（4）**频繁眨眼**。宝宝频繁眨眼，应考虑有异物入眼的可能，沙眼、眼睑结石、角膜轻微炎症，亦会产生这种现象。

（5）**眼睑下垂**。如眼睑下垂，应及时到医院排除重症肌无力。

5. 眼部五护理

（1）**防噪声**。噪声能使婴儿眼睛对光亮度的敏感性降低，视力清晰度的稳定性下降，使色觉、色视野发生异常，使眼睛对运动物体的对称性平衡反应失灵。因此，宝宝居室环境要保持安静，不要使用高噪声的家用电器，看电视或听歌曲时，不要把声音放得太大。

（2）**防异物**。爸爸妈妈打扫卫生时应及时让宝宝远离；宝宝躺在床上时不要清理床铺，以免飞尘进入宝宝眼内；洗澡时也应该注意避免浴液刺激眼睛。

（3）**防疲劳**。长时间、近距离地用眼，会导致宝宝的视力直线下降。经常带宝宝向远处眺望，引导宝宝努力辨认远处的一个目标，这样有利于眼部肌肉的放松，预防近视眼。

（4）**防强光**。婴幼儿照相时不能用闪光灯照相，因为闪光灯的强光会损伤视网膜。

（5）**防睡姿**。宝宝睡眠的位置要经常更换，切不可长时间地向一边睡。有些母亲总是让宝宝睡在自己身旁或床里面，使宝宝总是向母亲方向看，时间长了容易形成斜视。

6. 分床睡表现

儿童心理学家认为，2岁左右的宝宝应适时和父母分床，对于宝宝形成独立意识和自理能力，是十分必要的。

宝宝与父母分床，是个体生活经历中的一次转体，心理上的一些动荡是难以避免的。分床后宝宝可能有以下表现：

孤独感和恐惧感

分床前，父母的抚慰和身体接触使他们有一种安全感。一旦分床，许多宝宝产生一种失去庇护的孤独感。若遇上刮风下雨的坏天气或受惊吓，往往会出现较强的恐惧感。表现为入睡困难，寻求各种借口拖住父母，不愿分开。

冷落感和遗弃感

这个时期的宝宝自我中心意识相当强烈。一旦分床，他们会认为父母不再爱他了，宠爱被剥夺，有一种被冷落和被遗弃的感觉。因此表现出烦躁、焦虑、情感脆弱，常借故哭闹，并且对父母间的亲昵产生反感。

不公平感

分床时他们会问："为什么你们还住在一起？"他们认为父母偏心，不公平。于是故意怄气，挑起事端，甚至敌视父母，把父母搞得哭笑不得。

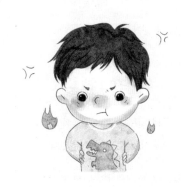

7. 分床睡不哭闹

如果宝宝因为分床出现过度情绪波动，爸爸妈妈也不要太着急，可以采取以下措施：

（1）**耐心说服，讲明道理**。分床前，要让他们懂得：分床独睡说明宝宝长大了，就像小动物长大要离开爸爸、妈妈自己去找吃的东西、找睡的地方。

（2）**布置优美环境，强化主体意识**。通过和宝宝一起美化布置住处，使其树立"这是我自己的床"的明确的主体意识；也可以引导他参观其他已与父母分床的小朋友的住处，鼓励他模仿。

（3）**给予适当的关心和爱抚**。分床初始宝宝尚不完全适应，父母应尽量增加和宝宝相处的时间，满足他的合理要求，如入睡前讲故事、半夜勤照看宝宝。早上起来相互问好并帮助、指导穿衣。一些可爱的小布娃娃或小动物可作为宝宝的睡伴，对宝宝孤独的心理是一个小小的补偿。

（4）**重视生活自理能力的训练**。不少宝宝和父母分不开，与其生活自理能力差有关。让宝宝学习自己穿衣、如厕、整理住处等，培养他自己照顾自己的生活技能和习惯。

8. 孩子的睡姿

有的宝宝晚上睡觉爱把头捂在被子里，这种睡眠姿势是最不卫生的，并影响呼吸，父母应当想方设法纠正这种睡眠姿势。如果夜晚纠正不便，可利用午睡时间纠正。

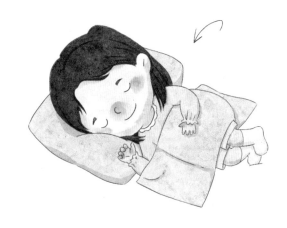

人的最佳睡眠姿势是右侧卧位，因为这样既不影响呼吸，也不压迫心脏，并可以使全身肌肉放松，以达到休息的目的。

宝宝睡眠姿势不正确，有时是宝宝身体不适的反应，如脾胃功能差、消化不良、胀气、大便不正常、积食等。2岁多的宝宝刚会说简单的话，所以一般的身体不适感，宝宝很难用语言形容和表述出来，这需要父母仔细观察，如消化不良等可在医生的指导下用药。

9. 大小便训练中的禁忌

宝宝拒绝坐便盆时，父母切忌过度指责。有的宝宝一坐便盆就哭闹、拉不出大便，对便盆有抵触情绪。遇到这种情况，父母不要指责、训斥、打骂宝宝，而要了解宝宝拒绝坐便盆的原因。如果是宝宝的发育较慢，还不具备控制大

小便的能力，可适当推
迟宝宝的排便训练，耐
心地等待时机；如果是
父母过早训练宝宝大小
便，给宝宝带来了不愉
快的经历，使宝宝产生
了抵抗坐便盆的心理，
父母要帮助宝宝克服惧
怕心理，如让宝宝看大
人或观察其他宝宝是如

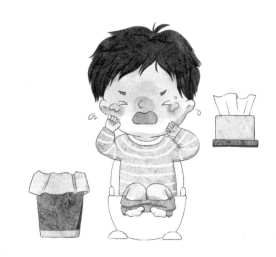

何大小便的，也可编一些讲卫生的故事鼓励他，让宝宝慢慢地接受便盆，愿
意坐便盆。训练宝宝的大小便，切忌过早、强制性地训练，父母一定要有耐心，
不可急躁。

父母不可对宝宝的大小便放任不管。有部分家长在宝宝的大小便训练
上，采取放任不管的态度，使宝宝没有形成良好的排便习惯，经常出现尿床、
随地大小便等现象，不利于宝宝的发育。因此，对宝宝的排便训练，既不能
过早，也不能放任不管，当宝宝具备控制大小便的能力后，父母应加强训练，
促进宝宝的发育。

（四）预防疾病

1. 三种易患缺铁性贫血的宝宝

（1）**第一种是缺乏维生素 A 的宝宝**。铁的吸收与利用受维生素 A 的影
响，当维生素 A 缺乏时，尽管铁供给充足，却不能被机体利用，发挥应有的
生理作用。因此，当宝宝铁质供给较为充足而仍出现缺铁症状（如特别怕冷、

表情呆板、少微笑、好动、学习障碍等），应想到有可能缺乏维生素 A，应及时补充。

（2）**第二种是盲目补锌的宝宝**。锌对宝宝生长发育的影响已被大家关注，但锌与铁有互相抵抗作用，过量的锌进入体内，能抑制铁的吸收。当然，一次高锌摄入对铁吸收干扰甚微，但长时间过量摄入锌元素，铁的吸收必然受到阻碍。反之，长期过多地摄入高铁，也会抑制锌的吸收而引起锌缺乏症，故营养学家强调平衡膳食就是基于这个道理。

（3）**第三种是患有胃肠疾病、吸收不良的宝宝**。铁质吸收主要在十二指肠和空肠上段进行，小部分在胃内吸收。凡有慢性胃肠炎症者，可因吸收减少而致缺铁。此外，溃疡病、钩虫病、肠息肉等慢性失血病，也是丢失铁质的原因。患有上述疾患的宝宝即使每天生血 4 毫克，也会同时失血 1.6 毫克，超过了正常耗铁量（0.65 毫克）的 1 倍多。

积极治疗上述疾病，堵塞丢失铁质的渠道，对维持体内铁的平衡极为重要。

2. 如何判断孩子有无贫血

小儿贫血是一种容易被人们忽视的常见病，其发病率约占婴幼儿的 40%，给宝宝的体质、发育造成严重危害。

下面介绍比较简单的判断方法：

当孩子患有轻度贫血时，由于孩子植物神经系统发育尚不完善，脸色变化时红时白，精神方面的症状也不太明显，所以日常观察不易发现。如果孩子患有中度以上贫血时，即可发现孩子口唇苍白，脸色失去平时应有的红润光泽；耳垂及白眼球呈苍黄色；指甲甲床黄白，指甲扁平无光泽，有的出现反甲；头发稀疏干燥呈橘黄色直立状。消化系统方面，可有食欲减退、腹胀、大便稀薄微绿，有的出现恶心、呕吐等症状。精神方面孩子表现为安静、贪睡、记忆减退，失去孩子应有的活泼状态。由于贫血的孩子抵抗力低，易患各种传染病，体格发育也较同龄孩子瘦弱矮小。

用日常观察的方法判断孩子是否贫血时，应排除外界环境造成的误差。如在天气寒冷时，由于孩子表皮的毛细血管收缩，就会出现面色苍白的现象。当环境温度高或孩子大量活动后，就可能出现暂时的面色红润。因此，不可因孩子一两天不爱吃饭或受到寒冷、惊吓刺激时出现的脸色改变，误认为孩子患了贫血症，应该在平时多留心观察。只要稍加注意，孩子贫血是能够及时发现的。

判断孩子是否贫血最可靠的办法当然是到医院化验。

3. 缺铁性贫血的膳食注意事项

宝宝患缺铁性贫血症，已成为宝宝主要的营养缺乏病之一。宝宝的100毫克血液中血红蛋白（血色素）低于12克即为缺铁性贫血。宝宝患了缺铁性贫血，除要用药物治疗外，还要注意膳食的调节。在这方面应注意以下三点：

（1）选择富含蛋白质、铁、维生素 C 的食物。含蛋白质和铁丰富的食物有：瘦肉、蛋类、动物肝脏类和水产、禽类等。每天食入150克肉类及两个鸡蛋就满足了一天蛋白质的需求量。

红果、黑木耳、黑芝麻、虾子、干海带、口蘑、紫菜等食品中含铁较高。宝宝一般吃黑木耳5克、干海带6克、虾仁7克、黑芝麻20克，就能满足一天10毫克铁的需求量。

新鲜蔬菜和水果中含有丰富的维生素 C。如西红柿、甜柿椒、黄花菜、柑橘、红果、草莓、红枣等。宝宝一般吃西红柿1～2个、柑橘100克、红枣10克，就能满足一天维生素 C 的需要量。

（2）注意烹调方法，减少维生素的损失。在操作过程中，要先洗后切，急火快炒，对于青菜尽量避免煮、炖、熬、烩的方法。

（3）每天保证一定的饮食摄入量，切忌暴食。注意纠正宝宝不良的饮食习惯，做到生活有规律，以利于宝宝消化吸收。

4. 补铁食疗菜肴

〈原料〉

鸡蛋2个，菜油、青椒、胡萝卜、火腿、冬菇、圆白菜、虾仁各20克，猪血50克，均切成碎丁。

〈做法〉

① 鸡蛋打散，加适量水，上屉蒸成软嫩适度的蛋羹。

② 炒锅上火烧热，倒底油30克，用葱姜末炝锅，倒入各种碎丁，用油煸炒至热，倒出待用。

③ 炒锅上火，倒底油，下番茄酱20克、醋5克、白糖25克、精盐1克、料酒3克、水50克，煸炒汁至红亮倒入煸热的碎丁炒均匀。淋少许明油，浇在蛋羹中即成。

〈特点〉

咸鲜味浓，色彩漂亮。

5. 手足口病的防治

手足口病是由肠道病毒引起的急性传染病，主要临床表现为发热和口腔、手足部位皮疱疹，多见于4岁以下宝宝，夏季7、8月份为发病高峰，传播的主要途径是由飞沫经呼吸道或通过被污染的玩具及不清洁的手经口进行传播。手足口病患儿的护理：

（1）首先要进行消毒隔离。宝宝应留在家中，直到发热、皮疹消退和水疱结痂。一般需要隔离2周。宝宝用过的物品要彻底消毒。宝宝的房间要定期开窗通风，保持空气新鲜、流通，温度适宜。

（2）饮食要营养均衡。给宝宝吃清淡、温性、可口、易消化、柔软的流质或半流质的食物，禁食冰冷、辛辣、过咸等刺激性食物。

（3）宝宝衣服、被褥要清洁、舒适。衣着要舒适、柔软，经常更换。剪短宝宝的指甲，必要时包裹宝宝双手，防止抓破皮疹。

6.宝宝体育活动时的安全护理

在让宝宝玩之前，爸爸妈妈要认真选择场地和设施，仔细观察地上是否有石块、钉子等异物，如有要及时清理；也不要用带尖、带刺的东西做玩具。在安排游戏或活动时，要根据宝宝的身体情况进行适当的安排，要严格控制运动量，锻炼时注意运动量要逐步增加或减少，一定不要让宝宝过早地进行超负荷锻炼。宝宝在进行体育锻炼时一定要注意正确的训练姿势，避免发生运动性损伤。

在宝宝运动过后，要注意对其进行监测，如脉搏、出汗量，是否有损伤等，如有异常要及时求助医生。总之，爸爸妈妈要做好宝宝的运动监护，保证宝宝玩得开心、安全。

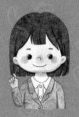

三、2岁1个月~2岁3个月宝宝的学习与教育指南

（一）动作的学习与教育

1. 运菜

- **目的**：训练婴幼儿快速反应能力。
- **前提**：宝宝能蹲下、站起、跑。

在室外找一块平坦的土地或沙地，父母为宝宝准备一个小桶，一小堆青菜（如豆角、小白菜、小萝卜等）插在不同处。父母在离宝宝5~6米处，让宝宝将青菜运到爸爸妈妈这里来，在运菜的途中父母一定要鼓励宝宝运快点、运多点、来回跑，同时还要注意安全。

2. 宝宝投篮

- **目的**：促进宝宝手眼协调和跑的能力。
- **前提**：能自如走或跑。

父母在平坦的地面放一个篮子，在篮子的两边约2米远处各放一些球，然后让宝宝抱一个球向篮子跑去，在近处把球投进篮中。然后，快速跑向另一边，弯腰捡起另一个球跑回投进篮中，

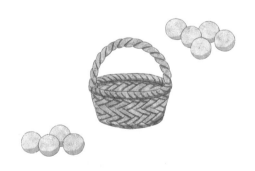

来回进行。游戏中，父母应当适时让宝宝休息，将宝宝投进篮子里的球放回原地。

3. 金鸡独立

- **目的**：学会一只脚站稳。
- **前提**：会跑步后自己停下来，站稳。

大人同宝宝面对面站立，互相牵手，共同提起右脚。站稳之后大人用口令"一、二、三，放手"，看看宝宝能否站稳一会儿。然后再牵手共同提起左脚，随口令放手。也可以让宝宝先手扶家具一只脚站立，站稳之后放手一会儿。或者用纸给宝宝做一个鸡冠，让宝宝学习大公鸡站立的样子，这样宝宝会更有兴趣。而且还可以几个小朋友一起来玩，看哪只小公鸡站得最好？

4. 捡滚球

- **目的**：让宝宝追滚球，锻炼手眼和下肢协调运动。
- **前提**：宝宝已能快跑且能自己停止，不摔倒。

用一个口袋将家里的大小皮球全都装上，在空旷的地面将口袋倒置，然后把空口袋递给宝宝，让他将球全都捡回口袋里。这时宝宝很高兴地一个个去追，大人可以提醒他先把附近的球捡上，再去追远处的。或者可以先去追最远的，回来顺路再捡附近的，大人可以在旁边鼓励宝宝说："宝宝真能干！比比看宝宝有没有小球跑得快呀？"

5. 骑小车

- **目的**：学习掌握身体平衡。
- **前提**：能在车上坐稳。

家长应当给宝宝准备后部有三个轮子的小车子，当宝宝坐上小车时，大人用绳子牵着车把，让宝宝学习踏脚前进，很快宝宝就会骑小车了，熟练之后再学习转向两侧。在转弯时，宝宝渐渐学会利用身体使车子在转弯时保持平衡。

6.学小兔子走路

- **目的**：学习下肢弹跳，使肌肉强健。
- **前提**：会从最下一级台阶跳下。

在散步时，大人可以让宝宝观察、模仿小兔子走路。一开始，宝宝会举起胳膊，试图双脚跳，但是可能跳不稳当。这时大人牵着宝宝学习双脚离地跳。先跳一下，再跳第二下，休息一会儿跳第三下，二人相对牵着双手，一边数，一边跳。然后让宝宝扶着栏杆或树枝自己跳，最后徒手自己连续跳。家长对宝宝说："我们家的小兔子跳得可真好呀！"可以让宝宝反复练习。

7.找"家"

- **目的**：锻炼跑和记忆能力。
- **前提**：能快跑且能自己停止。

在室内或室外，用粉笔在地上画出一大一小两个圆，圆的大小以大人和宝宝双脚能站进去为准，并告诉宝宝，大圆是大人的家，小圆是宝宝的家。游戏开始时宝宝和大人先在圆外自由活动，等大人说"大灰狼来了"，就迅速跑回各自的家。该游戏可反复玩。

8.接滚来的皮球

- **目的**：锻炼手眼和全身动作协调。
- **前提**：会向大人抛球。

大人和宝宝到户外练习抛球，当球抛到大人一边时，大人将球从地上滚向宝宝方向，让宝宝学习接球。开始父母让皮球慢速滚动，而且要离宝宝站的地方比较近，以便宝宝容易接住。当宝宝学会接慢速滚过来的球后，家长一方面可加快速度，另一方面可滚至宝宝身边附近的地方，让宝宝练习弯腰伸手或者迈步去接滚来的球。

9. 上楼梯

- **目的**：训练宝宝下肢肌肉力量及身体平衡能力。

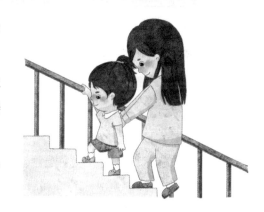

- **前提**：会两脚踏一阶，即上楼梯时等两只脚都在一阶时，再接着上下一阶。

父母要手扶宝宝，教宝宝自己扶栏杆一步一阶上楼梯。

10. 抓蝴蝶

- **目的**：锻炼宝宝反应敏捷。
- **前提**：会跑、跳。

家长用彩纸或者彩色的手绢做成漂亮的蝴蝶，家长拿着自制的蝴蝶上下晃动，表示蝴蝶在飞舞，让宝宝追赶蝴蝶，同时跳起来抓蝴蝶。

11. 丢沙包

- **目的**：帮助宝宝发展手眼协调能力。
- **前提**：能控制投掷的方向。

把几个又高又轻的塑料瓶、杯子和空罐堆放在一起，给宝宝示范怎么扔沙包把它们击倒，也可以用不同大小的球代替沙包做游戏，还可以让宝宝坐在不同的距离扔。先让宝宝坐着，一旦技术提高了，就让他站着扔，并让宝宝收拾被击倒的东西。这个游戏也可以轮流玩，当宝宝与人共处时，轮流玩对以后的社交互动非常有帮助。

12. 爬大树

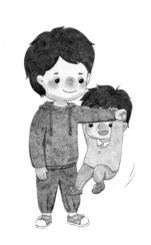

● **目的**：锻炼宝宝的身体协调能力和体能，培养宝宝的勇气。

● **前提**：手臂有一定力气。时刻关注宝宝，谨防摔下来。

带宝宝去动物园看猴子，并和宝宝说一说猴子的样子与喜好。对宝宝说："你来做猴子，爸爸做大树，我们玩猴子爬树的游戏吧！"爸爸先选择一处较大的空间，伸出一只手臂当作树枝，让宝宝双手抱住，宝宝的身体悬挂在"树枝"上，爸爸轻轻摇晃手臂，让宝宝在手臂上荡秋千。爸爸也可以伸出另一只手臂，鼓励宝宝慢慢地爬过去。游戏不仅提高了宝宝肢体的灵敏度与协调性，还能增进亲子关系。

（二）认知、语言的学习与教育

1. 配对

● **目的**：认识完全一样的物品或图片。

从已经熟悉的物品和图片开始，先找出 2 ~ 3 种完全一样的用品或玩具，如两个一样的瓶子、一样的积木、一样的杯子，并将它们乱放在桌上。妈妈取出其中两个一样的东西摆在一起，告诉宝宝"这两个一样"，鼓励宝宝找出第2对和第3对。再找出以前学习认物的图片，先选择3对打乱放在桌上，请宝宝学习配对。以后，可以让宝宝一面学习新的物品和图片；一面作配对，并渐渐增加配对图片。

2. 画圆圈

- **目的**：学习画图，画圆圈是第一步。

将一张大纸放在桌上，让宝宝左手扶纸，右手握蜡笔，在纸上涂鸦。家长示范在纸上画圈，握住宝宝的手在纸上作环形运动，宝宝就开始画出螺旋形的曲线。经过多次练习，渐渐学会让曲线封口，就成了圆形。

3. 自我介绍

- **目的**：学习自我介绍。

宝宝先会说自己的小名，这时要教宝宝说出自己的姓和名，同时学会说出爸爸和妈妈的姓名。宝宝喜欢用手指表示自己几岁，这时应当引导宝宝用口说出自己几岁。如果讲话顺利，还可以进一步要求宝宝说出自己是"女孩"还是"男孩"。这时宝宝只能记住自己的性别，并不懂得区分性别。

4. 区分早上和晚上

- **目的**：初步感知时间概念，分清早上（白天）和晚上。

早上起床时，妈妈说"宝宝早上好"，让宝宝说"妈妈早上好"。妈妈可以边起床边向宝宝介绍："早晨天亮了，太阳公公也出来了，咱们快穿好衣服出去看看。"晚上要和宝宝说："天黑了，外面什么都看不见了，要开灯才看得见，咱们快吃晚饭，洗澡睡觉。"使宝宝能分清早上和晚上，并让宝宝学习说"晚安"才闭上眼睛。此时妈妈应陪在宝宝身边，因为他会睁开眼睛看看，确认妈妈在身边，他才能安心入睡。

5. 认颜色

● **目的**：发展宝宝的视觉辨别能力。

宝宝在 1 岁之后最先学会认识红色，所以要先拿红色的玩具给宝宝玩，熟认红色。再取黄色的玩具放在旁边，指着玩具说"这是黄色"。然后多搜集一些黄色的物品，如黄色的袜子、手绢、积木、插塑片等，逐个介绍，多次重复"黄色"。再让宝宝取出红色的积木和黄色的积木，看看是否能真正挑出正确的颜色。学会之后，要连续巩固练习 5 ~ 6 天，直到真正辨别清楚为止。家长切记：不要一次同时教识几种颜色，否则容易混淆。

6. 分清大和小

● **目的**：认识第一个相反概念——大和小

取出两个纸盒子，一个大，一个小，将大盒子打开，把小盒子放到大盒子里，这时告诉宝宝"小的放到大的里面"。再让宝宝将小盒子打开，在屋子里找一些小东西放入小盒子里。如果宝宝很喜欢这个游戏，可以找彩色笔在大盒子上写"大"，在小盒子上写"小"。

7. 拼图游戏

● **目的**：既练习手眼协调，也练习由局部推断整体。

搜集旧图卡 3 ~ 4 张，选宝宝熟悉的动物图片，不仅要了解其名称，还要熟悉各部位的名称。如大象图片，要熟悉它的头、鼻子、腿、身体、尾巴等。用硬纸贴在底面使图片加厚，将图中主要人物、物品或动物的重要部位切开，使图卡分成 2、3、4 片不等。先取分成两片的图卡让宝宝试拼，如果不会可以示范一次。宝宝自己试拼切分成 3、4 片的图卡，最后将所有碎片完全混合，让宝宝独立将每一种图片拼好。

选择图片时应注意：最好一图一物，或图中以一物为主、另一物为辅，动物、人物、水果等最佳，房屋、植物次之。风景画较复杂，不易于让宝宝由局部推断整体。

8. 简单的玩球

● **目的**：宝宝学习跳、滚、转、抛等动作，并能听信号变换各种动作。

父母可带宝宝到公园草地上或在家里地毯上玩球。先让宝宝看父母拍球、滚球、转球、抛球的各种动作，然后对宝宝说："宝宝像个球，快来学学球是怎么滚动的。"

学球跳：妈妈拍着球，让宝宝看拍球后球能跳几下，并说："大皮球，大皮球，拍一拍，跳一跳。"教宝宝学着球跳一跳。

学球滚：妈妈把球从左手滚向右手，再从右手滚向左手，将球滚过来再滚过去，并说："大皮球，大皮球，滚过来，滚过去。"同时让宝宝在草地或地毯上做滚来滚去的动作。

学转球：妈妈在地上旋转球，并说："大皮球，大皮球，拨一拨，转一转。"同时教宝宝做自身转的动作。

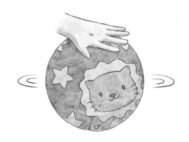

学抛球：妈妈和宝宝面对面坐在草地上，将皮球抛来抛去。让宝宝知道抛球和接球的动作，然后妈妈对宝宝说："宝宝是个大皮球，爸爸抛球妈妈接，妈妈抛球爸爸接。"

- **提示**：妈妈示范时，爸爸可协助宝宝做抛球的动作。

9. 猜一猜

- **目的**：认识日常物品的用途。

家长提问让宝宝回答，如"用什么盛米饭""用什么削果皮""用什么开门上的锁""外面下雨，出门要拿什么""用什么把绳子剪开"……也可以请小朋友提问，有时宝宝说不出来，可以让他拿出东西由家长猜。两岁的宝宝由于词汇太少，常常表达不清楚，如果家长不理解就会十分急躁，这时家长的态度十分重要。如果经常玩"猜一猜"游戏，互相用动作和表情来帮助对方猜出来，就可以缓解宝宝的急躁情绪，而且双方都会使用更多语言之外的交流方法。

10. 听一听，声音在哪里

- **目的**：提高宝宝对听觉的灵敏度。

将音乐玩具藏在房间的某个地方，把宝宝带进房间，让他仔细辨别声音的出处，并找到玩具。宝宝找到玩具后，要夸奖宝宝。等宝宝熟悉这种音乐玩具的声音后，就同时藏起两种音乐玩具，让宝宝分辨这两种不同的声音，并指定其中一种让宝宝来找。

11. 袋中摸宝

● **目的**：锻炼宝宝的触觉感知能力，同时丰富宝宝的词汇。

拿一个布袋子或纸盒，伸进手去摸，边摸边说："哎呀，我摸到了一个硬硬的东西，它是什么呢？"让宝宝根据平时的感觉、经验猜猜摸到了什么。再让宝宝摸一摸，并让宝宝说出有什么感觉，然后拿着宝宝摸到的东西，对宝宝所说的感觉词汇加以肯定或纠正。

在日常生活中，随时可以对宝宝进行触觉训练，如在洗澡时，让宝宝指出干的和湿的东西，以此增强宝宝表达词汇的准确性。

12. 学诗词

古代诗词是我国传统文化的瑰宝，对陶冶儿童健康的情操、培养良好的素养都极为有益。教宝宝诵读诗词时，要用宝宝能听懂的语言向宝宝讲解，教读时应抑扬顿挫，以其独特的节奏感吸引宝宝的注意力。但注意不要强迫宝宝去背。

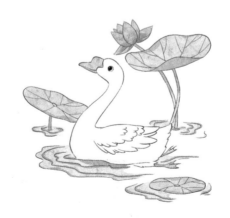

咏鹅

[唐] 骆宾王
鹅，鹅，鹅，
曲项向天歌。
白毛浮绿水，
红掌拨清波。

● **解说：** 鹅啊鹅，弯着脖子朝天唱歌。洁白的羽毛浮在绿色的水面上，鲜红的脚掌拨动着清清的水波。

春晓

[唐] 孟浩然

春眠不觉晓，处处闻啼鸟。
夜来风雨声，花落知多少。

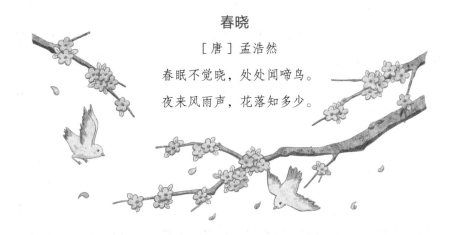

● **解说：** 春天的夜晚睡得真香，不知不觉天就亮了，到处都有小鸟在歌唱。夜里听见刮风下雨的声音，不知又吹落了多少花儿呢。

静夜思

[唐] 李白

床前明月光，疑是地上霜。
举头望明月，低头思故乡。

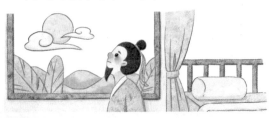

● **解说：** 明亮的月亮照在床前的地上，我还以为是一层白花花的霜。抬起头望着洁白的月亮，低下头想起遥远的故乡。

13. 益智童话

"益智童话"里的每个童话都有未解之谜，这个谜底就让宝宝开动脑筋去思考，找出答案来（当然，家长可以给宝宝适当的提示），以此来锻炼宝宝的分析能力和想象能力，同时也使宝宝从童话故事中学习知识。

猴子做客

猴子的屁股为什么是红的？据说它坐过火堆，是被烫伤的。被烫了一次，老是怕再被烫，因此坐不住，总是上蹿下跳的。

有一次，山羊过生日，邀请猴子去做客。猴子可高兴了，跟着山羊往山上走。路过一个小花园，篱笆里盛开着各种鲜花。猴子连招呼也不打，就奔去折断了许多花枝。

猴子走进山羊的客厅，鞋上尽是污泥，也不擦一擦，就急忙奔去将花枝插进花瓶，说是"借花献佛"，祝山羊生日快乐！

山羊不知该说"谢谢"呢，还是该批评猴子不爱护花草。只得说："你坐，看看连环画，等客人到齐了，我们就吃饭。"

猴子根本坐不住，它东张西望，东抓西扯，手上像是长了刺勾，连环画很快被撕碎了。接着，它又翻出山羊的手掌游戏机，嘀嘀咕咕乱按一通。

客人们陆续到齐，山羊把丰盛的饭菜端上来了。猴子眼尖手快，立即抢来香槟酒瓶，用牙咬，用手砸，香槟酒像喷泉一样喷得客人满头满身都是。它怕吃不到好菜，索性爬上圆桌，伸长手臂东挑西拣。客人们眉头紧锁，猴子却全然不知，吃得津津有味。

吃完饭，山羊又端上香蕉、苹果。

"可惜！我爱吃桃子，最好是蟠桃。"猴子不客气地说。山羊说："现在是秋天。要吃桃子，那得等到明年夏天。"猴子忙说："那就说定了，明年夏天别忘了再邀请我。"

山羊摸摸胡子，心想：你这只红屁股，不红脸皮！这是我第一次也是最后一次邀请你，不会再有明年夏天了。

你知道山羊为什么不再邀请猴子吗？

● **答案**：因为猴子不懂礼貌，行为粗野，山羊不喜欢它。

剪去胡子的小猫咪咪

小猫咪咪很奇怪：为什么猫爸爸、猫妈妈、猫哥哥和猫姐姐都喜欢留着那么长的胡子？"大家一个样，多没意思。"它这么想着，就找了一把剪刀，把自己的胡子剪得短短的。摸一摸，硬硬的，照照镜子，怪怪的，但小猫咪咪觉得很特别，有个性，一点也不后悔。

夜，像一块很大很大的黑色幕布，遮住了天，也遮住了地，猫妈妈带着小猫咪咪去捉老鼠。它们来到一座鼠宅里。"一只老鼠！"小猫咪咪眼睛一亮，看见一只老鼠在一个很小很小的洞口探了一下头，便"嗖"地一下蹿过去，扑向洞口。

"哎哟！"小猫咪咪突然大叫一声，捂着脸退回来。

"怎么啦？怎么啦？"猫妈妈拉着小猫咪咪关心地问。

"洞口太小，我进不去，撞了一下。"小猫咪咪捂着脸说，声音颤颤的。

"怎么会呢？"猫妈妈皱着眉，自言自语。就在这时，又有一只很大很大的老鼠示威似地从这个洞口钻到那个洞口。

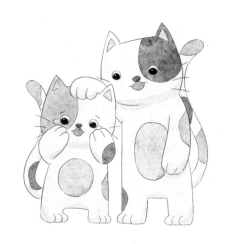

"上去试试！"猫妈妈对身边的小猫咪咪说。

"它已经钻到洞里去了。"小猫咪咪摸摸头，犹豫着。

"你呀，也真是的……"猫妈妈无奈地摇摇头，赶忙自己追进洞里去了。过了一会儿，那只大老鼠又从另一个洞口探出头来，对着小猫咪咪做鬼脸。小猫咪咪跺着脚，"喵喵，喵喵"叫着。

"光叫有什么用，我又不怕你叫。"大老鼠笑着说。

小猫咪咪气得胡子都竖起来了，短短的，像一把刷子。它往前跑几步，大老鼠就向后退一点，小猫咪咪站住了，大老鼠也不动了。

"来呀，来抓我呀，怎么不敢到洞里来呀？"大老鼠得意洋洋。

小猫咪咪被彻底激怒了，使足力气大喊一声"喵"，好响好响啊，就像一枚炸弹在屋里爆炸了，大老鼠愣了一下，就在这当儿，不知什么时候回来的猫妈妈"嗖"地一下冲进洞里，把大老鼠抓了出来。

看到妈妈轻松地抓住大老鼠，小猫咪咪别提有多羡慕了。

猫妈妈正要给小猫咪咪传授经验，一抬眼看到小猫咪咪的短胡子，不觉愣住了："哎哟！你怎么把胡子剪了？怪不得你会撞到那么小的老鼠洞口！"

你知道这是为什么吗？

● **答案：**原来猫胡子两边顶端之间的距离和猫身体的宽狭相等，如果胡须被修剪或损坏，可能会影响猫咪的行动能力和空间定位。所以在黑暗的夜里，当猫要跑过壁洞之前，如果胡子触到了洞口的边缘，这就告诉它洞小了，洞内无法快跑或是极难通过；要是胡子没有触到洞口的边缘，它就知道这是一个宽敞的大洞。

（三）情绪、社会交往的学习与教育

1. 送玩具回家

● **目的：**懂得东西要放在固定的地方，培养宝宝的秩序感。

父母为宝宝准备一个专门放玩具的盒子，上面可贴上宝宝喜欢的动物图案和卡通画。在宝宝玩儿完玩具后，妈妈把盒子拿过来，一边拿起玩具，一边用愉快的口吻对宝宝说"现在让小鸭子回家了"，然后妈妈让宝宝也拿一件玩具，一起做玩具回家的游戏，宝宝每放好一件玩具，妈妈都说一句"谢谢宝宝"。妈妈也可以和宝宝比赛，看谁收拾得更快更整齐，使宝宝乐意继续做这个游戏。

2. 开火车

- **目的**：发展宝宝的想象力、交往能力。

父母带着宝宝到户外，邀请4～5个小朋友一起玩开火车的游戏。开始前父母要给宝宝讲清楚火车是怎样在车头的带领下前进的。游戏开始时，一个小朋友站在外面当车头，其他人相距远一些，围成一个大圆圈，每个人站的地方就是一个车站，他们都站着等火车，当火车头的小朋友一边绕着圆圈走，一边用手在两侧做圆圈状运动，表示火车轮在转动，嘴里发出火车的声音，每到一站，他都要停下，等候火车上的人"下车"，在站台等候的人如果要"上车"，就可以跟在车头的后面，拉着当车头的小朋友的衣服走，父母可让宝宝们换着当车头。

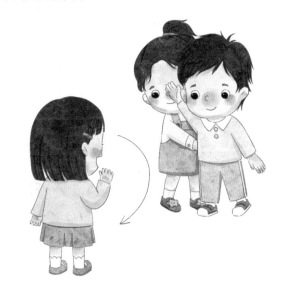

3. 找照片

- **目的**：认识自己和家庭成员的特征、关系，并学会表达。

拿出放有宝宝及家庭成员照片的相册，父母可对宝宝说："这个相册里有许多照片，请你找一张宝宝的照片出来"，宝宝找对了，要及时给予表扬；若找错了，可先取出包括宝宝在内的3～4张照片，让宝宝在少量的照片中找，当宝宝能正确找出自己的照片后，可鼓励他学说自己的名字，以后逐渐增加数量，让宝宝找出爸爸妈妈及他所熟识的人的照片，同时学会称呼他们。

4. 红灯绿灯

● **目的**：认识红色、绿色，遵守交通规则，按指令行动。

游戏前，准备一块硬纸板，在上面剪两个洞，分别贴上红色和绿色的透明纸，代表红灯、绿灯，再准备一个手电筒。游戏开始时，爸爸扮警察，妈妈和宝宝扮行人，在地上画上一些横线表示人行道，当爸爸用手电筒照在绿纸背后或举起绿纸板时，表示绿灯亮，宝宝和妈妈在事先画好的人行道上迅速通过；当爸爸举起红纸板或用手电筒照在红纸的背后时，宝宝和妈妈立即停止行走。等宝宝掌握了红灯停、绿灯行的交通规则后，还可以和宝宝用玩具小汽车玩这个游戏，当爸爸出示红灯信号时，要求宝宝立即停止小汽车的行驶；爸爸出示绿灯信号时，宝宝可开起小汽车继续前进。

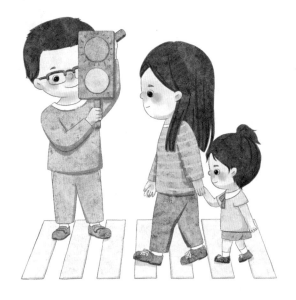

5. 诉说心情

● **目的**：让宝宝学会说出内心的感受。

每星期抽一个晚上的时间，跟宝宝来个心情对话，诉说自己的内心世界，互相讲出令自己开心的事情、疑惑的事情、不满的事情，并且对改变自己的坏心情提出一个建议。家长也要向宝宝讲出内心感受，如果宝宝突然不想讲，千万不要逼他。

6. 开商店

● **目的**：强化宝宝的社会关系。

准备一些实物、玩具和纸片（做纸币），让宝宝和爸爸妈妈一起玩开商店的游戏，爸爸妈妈当顾客，宝宝当售货员。请宝宝先问："你要买什么？"爸爸（妈妈）回答："我要买铅笔。"并把纸币递给宝宝，宝宝就把东西拿给爸爸（妈妈）。家长和宝宝可互换角色让游戏更有趣。

7. 宝宝自己吃

● **目的**：培养独立的自理能力。

吃饭时让宝宝自己拿勺子，坐在妈妈旁边同大人一起吃饭。不要让宝宝在吃饭时干其他事情或离开饭桌乱跑，如果离开桌子就要批评。妈妈可以帮助宝宝盛菜、盛饭，但是不可以喂。每次少盛一点，使宝宝不用帮助自己能够吃完，鼓励添饭。鼓励宝宝学会用勺子，称赞饭菜的好味道，以促进积极的情绪。父母可和宝宝进行吃饭的比赛，如比一比谁吃饭不洒，激发宝宝吃饭的兴趣。要求宝宝同大人一起吃饭，如果宝宝不吃，没有其他原因，只是等待别人来喂时，大人坚决不喂，使宝宝养成良好的自主用餐习惯。盘中的好东西按人分份，不让宝宝独占。大家都吃完饭后就要收拾桌子。

8. 学洗脸

● **目的**：练习自我料理、保持个人整洁。

每天早晨的清洗步骤都是宝宝要学习的课题。为孩子准备小毛巾，学习将湿毛巾拧干，先洗双侧眼角，用毛巾的尖端将鼻子内的脏物擦出来。再将毛巾在龙头下洗净，清洗双侧耳廓耳背，然后洗净脸颊和颈部，家长可以一边示范一边检查，看看是否各部位都洗干净了。最后将毛巾洗净挂好，当宝宝做得好时，父母可亲吻他以示赞美。

9. 给娃娃更衣

- **目的**：让宝宝学习穿脱衣服。

妈妈给宝宝选购的玩具娃娃的衣服要易于穿脱更换，也可以购置塑料的大光身娃娃，自制衣服以备更换。孩子更喜欢与自己性别相同的娃娃。宝宝学习为娃娃更衣可便于自己学习穿脱衣服。娃娃的衣服最好较为宽大，用松紧带固定，如宽大的套头衫、松紧带裤子等；或者用粘贴尼龙代替扣子也便于穿脱。平时鼓励宝宝自己脱掉衣服鞋袜，也可以学习穿无扣的套头衫和背心。鼓励宝宝自己穿上袜子和鞋。宝宝初学时不懂得鞋需分左右，家长可以告诉他左右鞋的不同，让宝宝渐渐认识。

10. 学洗手

- **目的**：锻炼宝宝有秩序地操作，养成良好习惯。

带宝宝走到洗手池边，先将袖子挽起，打开龙头，把手冲湿，关上龙头，打肥皂，用手搓洗手掌、手背、指缝和指尖，洗净手的各个部位，再打开龙头将手冲净，然后关上龙头，用毛巾将手擦干。第一次妈妈边讲边和宝宝一起做，第二次让宝宝自己做，如果操作不正确可提醒。以后每次饭前便后都让宝宝自己洗手，逐渐养成习惯。

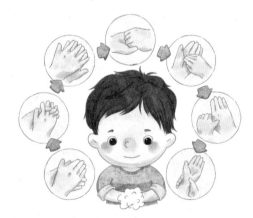

11. 学用筷子

- **目的**：锻炼宝宝手的技巧，学会用筷子吃饭。

给宝宝一双小巧的筷子作为玩具餐具，同宝宝一起玩"过家家"时，让宝宝练习用手握筷子。练习用筷子夹起碗中的枣子和纸包的糖果等。一旦宝宝能将东西夹住就要给予表扬，或奖励糖果一块。以后在用餐时为宝宝准备筷子，让他同爸爸、妈妈一样，都用筷子吃饭，只要能将食物送到嘴里就应得到赞扬。

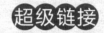

"筷子"影响成绩

心理学家发现了一个有趣的现象：使用筷子技能越强的孩子，语文学习成绩越好；反之，不能使用筷子很稳夹食物的孩子，语文成绩相对较弱。是谁搭建起二者的桥梁？

经过一系列研究，心理学家终于发现了其中的奥秘。原来，孩子在使用筷子的过程中，不仅是手指间的协调，还需要注意力、感知与动作整合等心理能力的参与。换句话说，使用筷子的过程就是孩子发展精细动作、提升注意力和整合能力的过程。

原来筷子的使用还会影响孩子的心理能力呢！所以，别禁止孩子练习使用筷子。

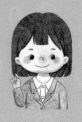

四、给爸爸妈妈的建议

（一）2岁1个月～2岁3个月宝宝的教养建议

1. 宝宝心理健康的主要标准

（1）**具有正常的想象力**。心理健康的宝宝有与自己年龄相符的智力水平和相应的正常行为。在感知、记忆、想象、思维、语言等方面的表现都符合其年龄特点。

（2）**在社会生活环境中，适应能力强**。心理健康的宝宝能较快、较好地适应变化了的人际环境、心理环境。

（3）**具有良好的情绪**。心理健康的宝宝应开朗活泼，对人热情、诚恳；经常保持愉快心情；积极情绪多于消极情绪。

（4）**能与他人保持正常关系**。心理健康的宝宝乐于与人游戏，能友好相处，经常与多数孩子建立良好的关系，在与他人相处时积极的态度和体验占主导地位。

（5）**与大多数人的心理是一致的**。心理健康的宝宝，其心理活动与大多数孩子的心理活动大致相同。

（6）**没有明显的心理疾病**。宝宝的心理疾病一般是指孤独症、多动症、过度恐惧、夜惊、口吃等。

2. 新时代的优教意识

父母要当好孩子的"第一任老师"，应该具有以下几方面的意识：

（1）**尊重意识**。宝宝一出生，就成为独立的个体，对于无论多小的孩子，也要想到他是个"顶天立地"的人，要从小培养他的独立意识，设法帮助他成功。如果2岁的宝宝自己推着小车行走，你要做的不是阻止他，而是鼓励他，让他走得更快、更远、更稳。

（2）**信任意识**。不要对孩子说"你太笨了""你真没用"，而要说"你行，你完全可以做得更好"。即使孩子遭受到挫折、失败，也要理解、信任孩子。不要在孩子面前叹气，而要拍他的肩膀，给他勇气。

（3）**锻炼意识**。把握锻炼孩子的时机，不迁就、不姑息、不过分保护。当2岁多的宝宝摔倒时，父母不必去扶他，而要他自己站起来，以锻炼他的勇敢精神和对待挫折的心理承受力。

（4）**适应意识**。帮助孩子学会忍耐和克服困难，永远不要埋怨环境和挑剔他人，而要从自己做起。

（5）**发展意识**。对孩子未来的设计，要体现时代特征，符合社会发展趋势，同时考虑孩子的特点。切不可一厢情愿地从功利、实惠或补偿（如出于历史的原因：自己学历低，孩子一定要读博士）的角度出发，为孩子设计一个脱离实际的发展模式。

3. 不要过度保护

孩子缺乏良好性格的根源在于父母的过度保护与过度照顾。这种"过度症"表现在各个方面，如让孩子吃穿过多，替孩子包办过多，对孩子的正常活动限制过多，对孩子宠爱的情感流露过多等。父母过度保护的心理根源是对孩子的过度担心。正是这些担心与忧虑，才导致父母采取具有"过度"特征的养育方式。

父母过度担心的心理状态将不可避免地通过面部表情及言行举止显露出来，对孩子起到消极的暗示作用。不少父母在孩子想参加某项活动之前，就向孩子列举自己的种种担心，结果使孩子产生恐惧心理，并因此畏缩不前。年龄越小的孩子越易受暗示，父母的性格特点极易通过早期的生活途径，以心理暗示的方式传导给孩子。

良好的性格是在孩子参与实际生活中锻炼出来的，如胆量、意志力、独立性和自信心等性格品质，都是在经历危险、挫折以及困难的过程中逐渐培养而来的。然而，过度保护型的养育方式却剥夺了孩子经历这一切的机会。从性格培养来看，也许父母最该学习的便是如何巧妙、合理地为孩子提供经历各种困难的机会，以便帮助孩子建立起个人的力量，用以解决各年龄阶段所面临的自身问题。

4. 注意生活中的"小事"

日常生活中有一些"小事"，似乎无关紧要，但如果忽视了它们，就有可能影响到孩子的健康。

例如：孩子的皮肤瘙痒时，大人少不了帮着搔抓止痒，但父母手指甲缝的细菌，很容易在搔抓时通过孩子破损的皮肤，而引起孩子皮肤感染。

为了孩子穿衣美观，不少父母喜欢给孩子穿过紧身的衣物，其实这会影响孩子胃肠蠕动和血液循环，甚至影响胸部的正常发育。所以，最好是给他们穿宽松的衣服。

搂着孩子睡觉，大多数父母以为这是对孩子爱的体现，但是这种做法却是不卫生的。因为父母呼出的二氧化碳会被孩子再吸进去，对孩子的健康造成不好的影响。

药能治病，也能致病，这一道理常为一些父母所忽视。不少父母为了孩子更健康，经常给孩子服用各种维生素，甚至于滥用维生素而造成中毒。其实人体所需的各种维生素完全可以从粮食、蔬菜、水果中获取。

此外，边哄孩子边抽烟，喝酒时给孩子也抿一口等许多"小事"，都对孩子健康不利。

5. 全家一起运动

全家经常参加体育活动是很有必要的，这对正在培养生活兴趣的宝宝十分重要。

孩子健康的人格是在健康的生活方式中培养出来的，如忍耐力、灵活性、勇敢等都可以在体育活动中加以培养。

体育发展是智力发展的要求。因为孩子是从活动中、从与人与物的联系中，认识自己所处的环境的，如幼小的孩子爬着去取他想得到的东西，在爬行的过程中他开始熟悉周围的环境。孩子喜欢活动，但如果父母不重视，将会使他们的体能发展缓慢，不能挖掘孩子较高的发展潜力。在运动过程中，父母可以了解孩子在人格、智力、运动方面的进展。

教给孩子运动的技巧是更重要的。孩子应该参与多种体育活动以发展其技能。运动技能可分为三类：

强调动作的平衡、耐力和强度，包括平衡、伸展（如做扩胸、臂上扬等动作）、扭转、倒立。前三种动作，2～3岁的孩子是可以在一定水平上做到的。

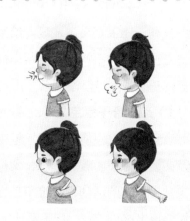

2

从一个地方灵活地转移到另一个地方，如行走、跑、跳、爬、滑、攀登等，这是2～3岁孩子可以做到的。

3

操纵体育器械或体育玩具进行运动，如捉、滚、敲打、摆弄、踢、拍、弹、瞄准等，2～3岁孩子可做到前6项。

孩子从运动中学习运动技能，又以获得的技能更深入地投入新的运动中。父母最好参与他们的活动，并时常鼓励、帮助他们。

父母参与孩子的活动，一起练快步走是最好的，走的速度必须快到可以增加心跳和呼吸的频率。开始时每天走30分钟就行了。

父母还可以让孩子在户外玩球，通过拍、滚、捉、抛等活动让孩子得到锻炼。除促进健康外，还能增进亲子间的密切关系。

6. 给宝宝一个自由的玩乐空间

那么，年轻的家长怎样才能给宝宝一个自由空间呢？就是让宝宝有自由发展的权利。让宝宝自主地玩，给宝宝提供更广阔的天空。它不但能帮助宝宝学习专注身边的事物，更能帮助他们发掘自我和培养创意，为宝宝日后的学习打好基础。父母须注意以下几点：

（1）**适当给予宝宝指导**。在进行宝宝的身体锻炼时，父母不能每分每秒都盯着宝宝，也不能全情投入地跟宝宝玩，宜作远距离监察，时而给予指引以及必要的保护。若遇困难，父母不要气馁，应花更多心思去搜集一些适合宝宝独自锻炼的活动，让宝宝独自锻炼。当宝宝逐渐沉醉在游戏之中，父母应慢慢退出这个游戏，但不要让宝宝觉察你的退出。

（2）**选择最佳时间**。一般来说，当宝宝吃饱了，有了充分的休息，便是"独自锻炼"的最佳时间。切忌在忙碌时，硬把宝宝安顿在玩具堆中。早晨是个训练良机，父母大可在宝宝睡醒时，让宝宝玩 15 分钟至半小时。

（3）**提供适宜玩具**。玩具是宝宝独自玩耍的必需工具，不妨给宝宝多一些选择，还可了解宝宝的喜好，例如胶圈、小汽车、积木、盒子、皮球等都是能充分训练宝宝身体的好玩具。

7. 开发宝宝的运动能力

这个时期的宝宝已经愿意与别人共同游戏了，而且已经可以独立完成一些简单的游戏动作。年轻的家长要多陪宝宝玩耍，带他做一些可以使全身得到运动的游戏，如玩皮球等；或者是做一些发展宝宝身体平衡能力的游戏，如走独木桥，从而促进宝宝反应、平衡能力和肌肉的发育。

要让宝宝运动，不要只局限于户外，家里只要有条件，也可以让宝宝在室内做幼儿体操。床上运动对宝宝也很有好处，如前后翻滚等。让宝宝的运动能力和智力同步发展。总之，身体锻炼可因地制宜，不必拘泥太多，但要注意宝宝的安全。

8. 注意稳定孩子的情绪

情绪不够稳定，是 2～3 岁孩子的一种年龄特征。这个时期孩子的神经系统还没有发育成熟，他们对周围事物还没有稳定的态度，很容易受外界环境的影响，过去的事情很容易忘掉。这对幼小孩子来说，都是正常现象。

当然，有时孩子情绪不稳定，也可能是身体不适的征兆。如果孩子的情绪一般都比较好，在周围环境没有特殊变化的情况下，有一天或连续几天忽然爱哭、易发脾气，那么，就应该注意他是否有什么地方不舒服了。

幼小孩子情绪长期、反复不稳定的重要原因，往往是父母对亲子关系处理不当。比如，有的孩子在托儿所里，老师或其他成人领着玩得很好，吃饭睡觉也很正常。但只要见到父母，就立刻变了样，情绪非常不安，一会儿一哭，事事不如意，或者"人来疯"，或者故意捣乱，和父母作对。这种情绪不稳定，往往要从父母对亲子关系的处理上找原因。

孩子3岁前，亲子之间的情感关系主要表现为依恋关系。幼小的孩子都对亲人有依恋感和依恋行为。其表现模式有三：

无顾虑依恋。母亲离开时，孩子稍有抗议；母亲回来时则高兴地去亲近，情绪比较平静。

回避性依恋。母亲离去时，没有抗议的表示；回来时也不加理睬。

反抗性依恋。母亲离去时，非常伤心；回来时，一会儿依偎她，一会儿推开她。

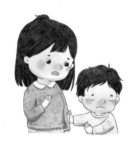

在日常生活中，我们看到孩子情绪不稳定，大概就是所谓的反抗性依恋模式。造成孩子以上依恋行为的原因，是父母没有处理好亲子之间的感情关系，对孩子过分保护，过分亲昵，过分注意，事事包办，百依百顺，使孩子不能容忍父母的离开，表现出情绪不安、不稳定和反抗行为。

父母应及时调整与孩子"过近"的感情关系，培养孩子的独立意识，鼓励孩子多与他人交往，使孩子养成无顾虑依恋行为，孩子的情绪就会比较稳定了。

9. 正确对待孩子的占有欲

两岁左右的孩子，在一起玩耍，常常不打招呼，就抢走小伙伴的东西；反之，他们却从不肯大方地交出一件他们拥有的东西，他们死死抱住不肯放手，或是用力厮打，抓挠对方，以维护自己占有的权利，一旦自己的东西被抢走，他们会放声大哭，或向父母寻求支援。孩子不情愿把玩具或自己的东西给别的小朋友，这是正常的现象。父母不应强制孩子把自己的东西让给其他小朋友，如果每次都要孩子不情愿地礼让，孩子会觉得不仅是小朋友，连父母都要拿走他的东西，这会使他的占有欲更强。面对孩子的占有欲，父母应引导孩子和别的小朋友一起玩，然后再想一些可以让他们分享玩具的方法。

10. 让孩子在交往中增长见识

父母对孩子施加的影响是有限的，相比之下，孩子在与小伙伴交往中受到的影响会更大。父母要经常带孩子到外边和其他小朋友一起玩耍，虽然孩子在一起玩耍时经常出现吵架、打骂等现象，但是通过吵嘴、闹矛盾、扭打等，孩子也从中学会了与小朋友相处的方式，懂得做一些让步，接受对方的要求，乐意和别人分享玩具，学会与他人合作等一些良好的品行。而且，孩子有一些好朋友，会帮助他们长大之后继续喜欢交往，善于交往，容易合群。此外，注意多让孩子独立交往，父母只是在远处"不经意"地关注着他们，既鼓励孩子出去交朋友，也鼓励孩子邀请小朋友到家里来玩，让他们自己关起门来，随心所欲地玩。这样，他们才能投入地玩，真正感受到自由、平等和轻松，才能最充分地发挥想象力，自由自在地漫步在属于他们自己的儿童世界中。例如，孩子不爱吃的一些有营养的食品，家长可以鼓励孩子请他的小伙伴到家中来，请大家一起吃，这样，小朋友们很有可能帮助他改掉挑食的不良习惯。为了让孩子在交往中增长见识，不断提高交际能力，父母在平时要注意培养和发展孩子的多种兴趣与技能技巧，特别是要培养孩子的自信心，作为家长，要注意搞好邻里、同事等的关系，主动关心他人，不要在背后说朋友的坏话，为孩子树立交往的好榜样。

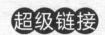

最美的晚餐

  心理学家邀请一些调皮捣蛋的孩子，参加一个晚宴。在晚宴中，他们竟然一反常态，变得很有礼貌，这是为何？

  原来，这次晚宴营造了文雅的氛围，孩子们在这个环境中意识到自己是有教养的"客人"，并按照这种社会角色来约束自己，很快就变得有礼貌了。

  所以，请您用心为宝宝创造一个有准备的环境吧！

11. 让孩子学会自主

  2岁左右的孩子已经产生了自我意识，他会把自我意识作为很宝贵的东西加以保护，父母应加以利用，让孩子学会自主。父母应尊重孩子什么事都想干的愿望，尽量给孩子发挥自己"本领"的机会，不要总是否定孩子的能力，要用"你能行""你会的"等话鼓励孩子。多给孩子锻炼的机会，鼓励和引导孩子自己穿脱衣服、用筷子吃饭、整理衣服等。但是如果孩子独立能力还不是很好，父母应给孩子适当的帮助，不要完全放手不管，也不要因孩子自己做不好或做得太慢而代替孩子做事。

（二）教爸爸妈妈一招

1. 孩子爱跺脚怎么办

孩子的语言表达能力较差，当孩子想做某事，可一时又表达不清，而父母或周围的人又不理解他的意思时，孩子会又气又着急，往往用跺脚发泄不满；有时当玩具或某些物品未能按自己的意愿活动时，孩子也会急着跺脚。孩子的足弓弹性弱，经常用力跺脚，会使内脏器官及大脑受到震动，引起腹痛、头晕等不良生理反应，还会影响孩子的正常发育。父母对孩子的跺脚要引起足够的重视。当自己的孩子经常跺脚时，父母应及时耐心地说服，予以纠正。如用讲故事或看有趣的图画书等方式转移孩子的注意力；或与孩子玩他平时喜欢的游戏；或与孩子亲热亲热，让孩子的心理上得到安慰，停止跺脚。对于孩子一生气就跺脚的现象，父母可以采取不理睬的办法，任其哭闹、跺脚，当孩子发现没人理睬，哭闹无济于事时，他就会停止跺脚，事后父母应及时给孩子讲道理，增进相互沟通。

2. 如何对待宝宝爱臭美

虽然宝宝才2岁多，但已经知道爱美了，尤其是女孩子这时候很喜欢穿新衣服、新鞋袜。每当买了新衣服就会兴高采烈地穿上，甚至不愿脱下来，还指着衣服说"漂亮"。宝宝喜欢听别人说自己漂亮，而且自己还会说："宝宝漂亮，妈妈丑。"但有一个现实问题是，好多爸爸妈妈担心宝宝过分爱美，将来在这方面花的时间太多，会影响学习和其他方面的能力发展。因此，爸爸妈妈在不与宝宝发生争执的前提下，可采取一些适当的措施，控制宝宝的爱美之心，让宝宝对爱美有一个正确的认识，以免过分爱美误导宝宝。

（1）认识美的真正内涵。日常生活中，爸爸妈妈引导宝宝认识美的真正内涵很重要。要让宝宝明白，美不只是衣服好看，还有很多方面，如关心他人、尊重他人、勤快等。爸爸妈妈平常可以对宝宝进行一些艺术教育，带宝宝欣赏美的作品，如画作、音乐等。在宝宝做出一些体现内在美的事情时要及时给予鼓励和赞赏，如在宝宝做家务，关心亲人之后为宝宝竖起大拇指。

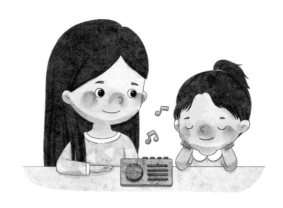

（2）尽量避免受周围环境的影响。 造成宝宝过于注重美的现象往往不在宝宝自身，而是来自周围环境的影响。如果大人喜欢在一起谈论哪种牌子的衣服好，是否时髦，或者经常在宝宝面前试衣服等，会给宝宝带来潜移默化的影响。还有，当宝宝穿上某一件漂亮的衣服时，爸爸妈妈经常会夸奖宝宝，甚至很夸张，这会给宝宝一些暗示——漂亮是可以获得夸奖的，久而久之，宝宝就会过于关注外在美、服饰美，爸爸妈妈在这方面应该注意。

3. 如何养成宝宝"爱惜"的好习惯

孩子从小懂得"爱惜"的良好习惯，需要在日常生活中逐渐形成，父母应当注意从以下这些方面培养孩子爱惜事物的习惯：

（1）让孩子从爱惜自己的玩具、图书做起。 孩子喜欢各种玩具，家长在为孩子购买玩具后，必须教会孩子玩具的玩法和保管的方法，督促孩子在玩过后，把玩具整理好，放在固定的地方。对一本喜欢的图书，孩子会爱不释手，应当及时教育孩子，在看书时要一页一页小心地翻，不要弄破，看完后放回原处，并整理好。

（2）以身作则。 家长自己对一切物品都要很爱惜，不浪费粮食和水电，不乱扔书籍，在公共场所不踩踏座椅和栏杆。

（3）让孩子参与力所能及的家务劳动。 只有让孩子通过自身的劳动，克服困难，付出辛劳，才能体会到劳动成果的来之不易，进而尊重别人的劳动。

（4）**不要轻易满足孩子的要求。**不要孩子要什么就给什么，否则会使孩子对物品不爱惜或持无所谓的态度。如果孩子不爱惜食物、玩具、图书等，可以通过故事等来讲明爱护物品的道理，同时延缓添置被损坏物品的时间，让孩子充分体会到损坏东西后所带来的不便。

4.宝宝进入第一反抗期怎么办

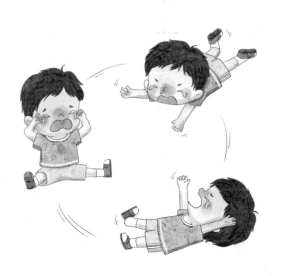

一般认为，第一反抗期是从3岁开始的。然而，实际上从1岁半到2岁时就开始产生并发展了。2岁的孩子常变得非常固执，爱发脾气，处处和父母作对，什么事情都想按自己的意愿去做，如果父母干涉了他的活动或动了他的东西，孩子便大发脾气，甚至大哭大闹，孩子常说的话是"我不""就不"。如孩子要自己用筷子吃饭，但是往往弄得满脸、满桌子都是饭菜，父母想让孩子用勺子吃饭或接过孩子的碗筷，想要喂他吃饭，但孩子却大发脾气，不肯吃饭了。父母往往觉得这孩子太不听话，太难管教了。其实，孩子的这种表现，在心理学上被称为"第一反抗期"的到来，是孩子自我意识迅速成长的表现。对于"反抗期"的孩子，父母不必烦恼和担心，而应了解孩子的这种心理，采取相应的措施，既能保护孩子独立的意识，又能让孩子愉快地接受父母的意见。

（1）**心理准备。**2岁以前的孩子还处于把自己与周围世界分不开的混沌时期，他们称呼自己也是用第三人称来表示的，如"宝宝想喝水""宝宝的东西"等。一旦2岁多的孩子以"我"字来称呼自己时，即标志着孩子的心理发展到了一个更高级的阶段，自我意识开始萌芽。此时，父母就应做好心理准备，帮助孩子顺利地度过"第一反抗期"。

（2）**鼓励、支持与帮助**。"反抗期"的孩子自我意识很强，父母要注意尊重他的独立人格、满足他的合理需要。凡是不违反原则或不导致安全问题的事，就不必限制、干涉和指责。相反，还应支持、鼓励和帮助他去实现。如孩子把大纸箱子当作小房间，钻进去玩，只要纸箱不脏，没有钉子等危险物，父母就不要禁止，只是告诉他玩过后要洗手，并协助妈妈把箱子放回原处。

（3）**游戏法**。如在孩子玩得正高兴时，父母非叫他去吃饭，势必遭到拒绝。若是用游戏的口吻约他去"餐厅"吃饭；或是说"报告船长，现在开饭"，孩子自然会顺从。

（4）**疏导法**。2～3岁的孩子毕竟还小，虽有独立自主的愿望，但由于是非不清，自控力差，冲动之下，提出不合理的要求，干出些荒唐事，甚至管不住自己，明知故犯都有可能。父母有必要耐心说服和适当批评，但不要总是用强行阻止的方法（除非干出危险或损人利己的坏事），处理时要重于疏导，让孩子自己想想该不该这样做。如孩子把别人家好玩的东西带回家，父母不要急躁简单地责骂他，而是先对他说"这东西确实好玩"，随后再指出他行为的后果，如"人家找不到东西会多着急"，这样孩子会比较愉快地接受意见，并改变自己的做法。

（5）**转移注意法**。2～3岁孩子最富情绪性，不高兴时，即使是原来不反对的事，父母让他去做，他也会说"不""就不"。相反，情绪高涨时，再难的事也愿意努力完成。所以处理问题时，父母先要稳定孩子的情绪，惹恼了他，会给引导工作带来困难。对这个年龄的孩子比较有效的是转移注意法。当孩子不讲理时，如果父母训斥他，很可能招来孩子更激烈的哭闹。但是，孩子很容易被其他有趣的事吸引而转移注意，如父母不动声色地说："这本书多有意思，咱们一起看看吧！"孩子可能很快忘掉刚才的不愉快。

（6）**冷处理法**。如果孩子不容易马上转移注意，可以采用"冷处理"的方法，待大人孩子双方情绪都平静下来时，问题就好解决了。

（7）**表扬法**。孩子什么时候会出现执拗，了解孩子的父母是可以预估的。如果先用表扬，而不是生硬地指责他，可能就不会出现问题。比如，今天将有小客人来，估计自己孩子会不肯用心爱的糖果、玩具去热情招待，那么最好让他有思想准备。先表扬他是大哥哥了，他一定会把玩具让给小朋友玩的，叔叔阿姨也会夸奖的。这种表扬会使孩子暂时克服"舍不得"的心理，使得他愿意和小客人共享玩具、食物。

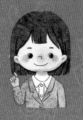

五、2岁4个月～2岁6个月宝宝的学习与教育指南

（一）动作的学习与教育

1. 滑滑梯

- **目的：**发展运动平衡能力和勇敢精神。
- **前提：**能走稳。

父母在平时可以带宝宝去儿童游乐园，让宝宝坐着、仰卧、俯卧从滑梯上滑下，然后跑上滑梯再滑下，不断变换姿势并多次进行，父母在两侧保护。也可以在家里的木地板上，用木板支撑一边，做成滑板，让宝宝练习，注意木板要光滑、结实，支撑要平稳，而且在滑板两边用枕头或小被子保护，以防摔伤。

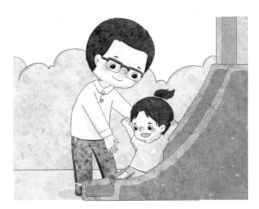

2. 跨木桩

- **目的：**练习跨的动作，培养大胆勇敢的性格。
- **前提：**能走稳。

家长把木桩（也可用砖头）隔一步远放一块，先由爸爸示范，教宝宝从一块木桩跨到另一块木桩上，说："宝宝，看爸爸的脚不沾地就可以走到那边去。"然后鼓励宝宝在木桩上来回行走，随宝宝的动作熟练，能力增强，可逐渐加宽木桩的距离。

3. 接反跳的球

- **目的**：接过反跳的球，锻炼手眼协调。

大人离宝宝1米左右，将球斜扔到地上，让宝宝接住从地面跳起来的球。球经过地面反跳后速度和力度都得到缓冲，比直接扔来的球更易于接住。大人要估计球反跳的位置，不宜离宝宝太远，让宝宝容易接住，宝宝有了信心才渐渐会接离自己较远的反跳球。

4. 时走时停

- **目的**：训练反应能力和运动协调能力。
- **前提**：能走稳。

爸爸或妈妈当"交通警察"，旗子放下示意走，举起旗子示意停，同时爸爸妈妈也要说"走""停"。需要宝宝看清旗的状态和听口令，然后宝宝做出相应的动作。

为了帮助宝宝了解游戏规则，开始可由一位家长牵着宝宝的手一起听指令行动。掌握规则后，让他单独行动，宝宝非常喜欢这个游戏，特别乐意当"交通警察"。

5. 老鹰抓小鸡

- **目的**：锻炼宝宝跑的能力，以及反应灵活度。
- **前提**：会跑。

让宝宝站在妈妈的背后，抓住妈妈的衣服。爸爸在前面，设法抓住站在妈妈身后的宝宝，宝宝躲，同时妈妈张开双臂护着，不让爸爸抓住。

6. 猎人打猎

- **目的**：训练宝宝动作敏捷。
- **前提**：宝宝在跑步后自己能停下。

妈妈在前面走，当猎人，而宝宝当森林里的小动物。宝宝跟在妈妈的身后一边走一边问："猎人，猎人打猎吗？"如果猎人说不打猎，宝宝继续问；如果猎人说："我要打猎了，有一只漂亮的小花鹿。"宝宝转身往回跑，妈妈在后边追，追上宝宝后，角色互换。

7. 单脚跳远

- **目的**：练习单脚弹跳。
- **前提**：学会双脚离地跳远之后。

家长在地面上画线，或在有标志的草地上练习单脚弹跳，可在草地上放一排鲜艳的塑料饮料瓶。宝宝先在离线或标志外两米处开始跑步，当某一脚踏在标志之上时要用力踏地，让身体弹起，向前跳跃一定距离，然后双脚踏稳，身体站直。可以先由爸爸做示范，妈妈在旁边帮助宝宝学习动作。

多数宝宝会用右脚，也有些宝宝能做到交替用双脚轮换弹跳，不必勉强宝宝学习双脚轮换地跳，学会用任何一只脚都是应该鼓励宝宝的。

8. 保龄球

- **目的**：练习滚球，手眼协调能击中目标。

在离宝宝滚球 1 ~ 2 米的地方，放些宝宝喝饮料剩下的瓶子。家长教宝宝蹲下来使球向目标滚去，若击中目标，应表扬、鼓励；若击不中目标，让宝宝把球拾回来重来。

9. 顶包踢球

- **目的**：锻炼身体平衡能力及腿部力量。

画一个圆圈，里面放几个皮球。在头上顶一个沙包，进入圈内，看谁不掉包踢出圈外的球多。可以全家玩，注意提高宝宝玩耍的兴趣和积极性。

10. 玩小绒球

- **目的**：学习两人配合动作。
- **前提**：会向大人抛球。

大人和宝宝分别握住长毛巾中的两角，把小绒球放在毛巾中间。家长和宝宝的手可以上下左右移动使小绒球在毛巾内滚动，但不让小绒球滚到地上。当宝宝玩熟练之后，可故意将毛巾急速抬高，将球抛起，再用毛巾将球接住；也可以让两个小朋友玩毛巾球，两人学习动作配合，不让球滚到外面，这是两个小朋友共同玩耍的第一个球类游戏。

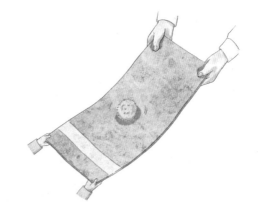

11. 宝宝学投篮

- **目的**：锻炼宝宝臂力，训练宝宝手眼协调、全身运动的能力。

- **前提**：能举球过头。

爸爸可以用粗铁丝做成象征性的篮球圈，用线绳织成网子做成篮球筐，固定在宝宝头上方约举手能摸着的树身上或是家里的门上，有条件的可做个小小的篮球架子，让宝宝双手抱球，上举将球放在篮球筐里。在宝宝将球投进篮筐时，家长应当及时地鼓励宝宝。

12. 绕过障碍物跑

- **目的**：锻炼运动与视觉的协调能力。
- **前提**：会跑稳。

家长拿一些空罐头瓶，按不同位置距离放在地面，让宝宝空手或抱球绕过障碍物跑，不能碰倒瓶子。家长应在旁边鼓励宝宝："加油！加油！"

- **注意**：开始时瓶的距离可大点，少放几个，随年龄增加，增大难度。

13. 我学小兔蹦蹦跳

- **目的**：练习双脚向前跳的动作，提高平衡能力。

在活动范围内画两条 10 ~ 15 厘米宽的平行线。家长边教宝宝分别把两只手指放在头顶上边说"我学小兔跳一跳"，然后双脚轻轻向前跳，跳到平行线前，家长说"遇到小河跳过去"，并教宝宝双脚用力跳过"小河"。返回时，可以说"离家太远了，咱们该回去了"，再带宝宝跳回原处。

14. 踢沙包

- **目的**：训练宝宝腿部力量及动作的准确性。
- **前提**：能单脚站稳。

画一个直径 50 厘米左右的圆圈，距圆圈 3 米处画一条横线，让宝宝两脚分开站立在横线外，然后用一只脚向圆圈内踢沙包，把沙包踢进圈里。爸爸和妈妈也应该参与进来，和宝宝比赛，看谁踢得准，能够踢进圆圈里。

15. 沿线滚环

- **目的**：发展手眼协调能力。
- **前提**：会滚环前进。

家长在地面画 2 条相距 30 厘米的直线，让宝宝持救生圈或呼啦圈，沿直线滚环前进，不能出线（就像我们通常推轮胎一样）；或者家长在地面放相距 30 厘米的 2 排易拉罐，让宝宝持圆环前进，不能碰到易拉罐。

16. 搭高楼、金字塔

- **目的**：练习手眼协调，结构平衡。
- **前提**：会搭 6 层高楼，会搭桥。

用方积木让宝宝搭高楼。要求搭每一块积木都四角对齐，这样才能搭得高且不倒。砌金字塔是在搭高楼的基础上连续再砌，大人先搭好做示范，宝宝就更容易学会。不少宝宝学会砌 3 层的金字塔后，很快就会砌 5 层的金字塔。鼓励宝宝自己想出生活中不同的物体，从而搭出不同的形状。

（二）认知、语言的学习与教育

1. 吹泡泡

- **目的**：练习走圆圈和按信号做动作。

家长和宝宝手拉手绕圈走，边走边念儿歌："吹泡泡，吹泡泡，吹成一个大泡泡，当心不要吹破了。"家长说"泡泡吹破了"，宝宝把手松开，当家长发出"砰"的声音时，宝宝向外跑开。可反复玩。

2. 认识天气

- **目的**：认识气候变化。

宝宝们都喜欢晴天，在有太阳的日子里可以到户外玩耍，寒冷的冬天有了太阳也会觉得温暖。在北方，宝宝们非常喜欢下雪，地上一片雪白，雪挂满了树枝，空气清新。大孩子们会在雪地里打雪仗、堆雪人，小的孩子也喜欢一步一个坑地在雪上走走，看看热闹。

刮风和下雨天，宝宝们只能待在家中。阴天会影响人的情绪，让人感觉不如晴天快乐。宝宝自身有所感受，就会注意天气，而且喜欢同成人一起听电台或电视的天气预报。有些宝宝从此学会了跟随广播员预报天气，会说"北京晴，最高气温10℃，最低气温零下1℃"；也会背诵不少地名，如天津、上海、南京、杭州等，连乌鲁木齐、呼和浩特一串四个字的地名也会背诵。经常看电视的宝宝如果家庭有放大的地图，每当问到上海、南京、重庆等地时也会从地图上指出正确位置。

3. 镜中人

- **目的**：让宝宝学会观察，锻炼手眼协调能力。

宝宝和妈妈对坐，妈妈做动作，宝宝模仿妈妈的动作，就像在镜中一样，例如举左手、碰鼻子、吸嘴、吐舌头等。当然动作越古怪越能给大家带来乐趣。角色可以互换。

4. 套叠玩具

- **目的**：练习按从小到大或从大到小排列，渐渐认识数序。

套叠玩具中有套碗、套塔和套筒，都是这个年龄最好的玩具。套碗有圆的、方的、三角的和其他不同的形状；套碗有 6 ~ 9 个，按大小顺序将碗打开，再依序套上；套塔的中央有柱，依大小顺序将中央的圆孔套入柱中形成塔状。这两种比较容易，手巧的宝宝基本上会放得很好。

套筒是一系列筒状的小盒子，每个有盖，要将每个盒子螺旋盖打开。先装上最小的，依序放入，最后放进最大的套筒内。

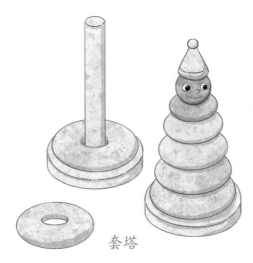

套塔

由于有拧开和盖上的过程，故较套碗和套塔略微难一些。宝宝常常会漏放某一层，而重新将盒子打开，经过若干次试放才能完全套好。因此，这个玩具能吸引宝宝玩上半个小时甚至更长时间，使宝宝集中注意力于每个小筒。

套叠玩具的优点是它按大小顺序排列，使宝宝从过去认识的大、中、小进阶到认识一个比一个大，然后再认识一个比一个小。在宝宝依序排列时也渐渐认识了数序关系。如果家长常常教导宝宝数数，将最小比作 1，略大一些的比作 2，每套一个说出一个数，宝宝就会很快理解数序的意义。

5. 认识交通工具

● **目的**：认识交通工具。

准备一系列交通工具的图片，让宝宝认识交通工具的名称和图片的背景，如飞机在空中飞，轮船在大江或大海上航行，小木船和游艇在公园的湖中游。大街上有公共汽车和出租汽车，也有许多人开小汽车、骑自行车和摩托车。不同用途的汽车有特殊的名称，如送病人的救护车、洒水的洒水车和扫地的扫地车，等等。

6.理解"一样多"的概念

- **目的**：学会相等的概念。

先从分食品学起。分糖果时，每人一块，大家"一样多"；分瓜子或花生，每人 2 ~ 3 颗，也是"一样多"。由于宝宝手口暂时不能同步，所以分东西时往往每人 1 颗，第二轮又每人 1 颗，第三轮也是每人 1 颗。家长不要着急，等宝宝走上几圈已经很累时，再告诉他如果手中一下抓住 2 颗或 3 颗就可以一次分完。这时宝宝也愿意用手去学习抓"一样多"的东西。由于宝宝目前只会识1 ~ 3，所以暂时学习每人 2 颗或每人 3 颗都是"一样多"。

7. 听声音

- **目的**：促进宝宝分辨声音的能力。

在宝宝学会安静之后，让屋子安静下来，大家闭上眼睛，家中有一个人说一句话，请宝宝猜猜是谁在说话。说话的人可以随意模仿老人、小孩或别人的说话习惯，看看宝宝能否猜出是谁在讲话。轮流的次序以传递娃娃或传球来决定，谁手中有此物就可以表演让别人来猜。由于每个人都可以表演，每个人都参与分辨，所以游戏会越来越有趣，也可以学动物叫，猜猜是什么动物，谁在表演，使游戏升级。

8. 耳语传话

- **目的**：听懂耳语，正确传话。

妈妈在宝宝耳边说一句话，让宝宝跑到爸爸身边，告诉他妈妈刚才说了什么，再由爸爸将话讲出来。看看宝宝是否听懂了，并能正确地将话传出去。耳语是一种特有的方式，声音低，而且只能用听觉去理解，不能同时看眼神和动作。宝宝很喜欢耳语，因为它有一种秘密不能让别人知道的神秘感。然而，由于宝宝尚处于语言的学习阶段，光靠听觉，没有其他辅助方法，要听懂耳语有一定的难度。开始时先说一个物名或两三个字的短句，让宝宝第一次传话成功，增强信心以后再渐渐加长句子，并增加难度。

9. 踩影子

目的：感受光的变化，培养观察力、想象力。

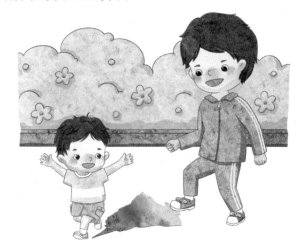

在天气晴朗的日子里，父母可以带宝宝到户外宽阔平坦的地面上玩踩影子的游戏。父母和宝宝不断移动、张开双臂、下蹲、弯腰，看影子会有什么变化，父母可让宝宝跑，自己在后边追着踩他的影子，如果宝宝的影子被踩上了，就让他再踩父母的影子。最后父母与宝宝相互灵活争抢对方的影子。父母也可带宝宝到灯光下看影子，做手影游戏。

10. 用杯子倒水

● **目的**：锻炼手眼协调能力。

宝宝的手越来越灵活了，过去是用米粒学习，现在可以用水来学习，在两只杯子中倒来倒去可以不洒不漏。经过一番练习达到这样的水平是应该受到赞扬的。如果一时做不好，可以用口径大一些的塑料杯子，杯中水不可以装过半，越满就越容易洒出和漏出。学会了用杯之后，可以开始学用大口瓶子，瓶口径为 3 厘米左右，用矮塑料瓶子练习，安全起见，不宜用玻璃瓶。

11. 识别动物特点

● **目的**：找出事物的特性。

2 岁之前，宝宝玩过的看图识物的图片现在又有了新的用场，不过要有更高的要求。例如大象有长长的鼻子，它的鼻子会将食物卷起放入口中，还会卷起木材和较重的东西，动物园里的大象还会用鼻子吹口琴；兔子有两只长耳朵；长颈鹿的脖子很长，可以吃到树顶上的嫩叶；老虎和豹不同，老虎身上的是条纹，豹身上是一个个金钱样的圆点，所以叫金钱豹。这些动物都有四条腿，能在山上、树林中奔跑，寻找食物。

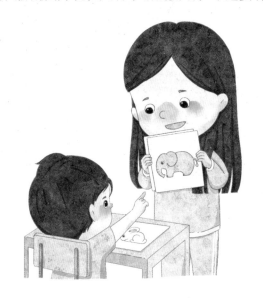

会飞的鸟类都有翅膀，它们冬天飞到南方过冬，夏天飞回北方。

鱼类没有腿，依靠鳍和尾巴在水中游泳。鱼在水中才能生存，离开水就会很快死亡。

宝宝们很喜欢动物，能很快学会识别它们的特点和生活习性，遇到电视中讲述动物时可让宝宝们观看，也可以带宝宝去动物园看看，这是宝宝们喜欢去的地方。

12. 接"彩虹"

• **目的**：刺激宝宝的视觉能力发育和身体协调性。

这个游戏对宝宝的手眼协调能力是个挑战。收集颜色鲜艳、质地轻盈的"纱巾彩虹"，几条同时放在手里揉搓，将它们高高地抛在空中，然后让宝宝抓。几次以后，和宝宝换过来，让宝宝扔父母抓。空中颜色鲜艳的"彩虹"不仅是对宝宝视觉的刺激，也是对他身体的挑战。

13. 声音配对

• **目的**：提高宝宝对声音的辨别力与判断力。

准备 10 个相同的有盖的小盒子，再准备一些小球、豆子、米粒、石子、沙子。把它们倒进盒子里，每一种倒进两个盒子。把盒子放在桌子或地板上，引导宝宝先数一数这些盒子共有多少个。妈妈选出其中一个盒子，摇一摇，再让宝宝拿起另外一个盒子，摇一摇，问宝宝声音是否一样。如果不一样，再让宝宝依次摇剩下的盒子，直到宝宝找到同妈妈手中的盒子发出一样声音的盒子为止。把所有发出相同声音的盒子配对在一起，然后让宝宝看看里面装的是什么。这个游戏不但能锻炼宝宝的听觉敏锐力与认知技巧，而且能培养融洽的亲子关系。

14. 练习说反义词

• **目的**：让宝宝初识反义词。

准备若干张看图识字卡片（注意一定是有反义词的图卡）。家长先指着相应的图片做示范，如大皮球、小皮球，爸爸是高个子、儿子是矮个子等。然后用手中的图片让宝宝练习自己刚才说过的反义词。如果宝宝不会，家长可再示范一次或视情况给予适当提示。等宝宝掌握了一些反义词时，家长可和他进行比赛，家长说出一个词，让宝宝说出它的反义词。

15. 说有"的"的短句

● **目的**：训练宝宝的语言能力。

把宝宝和家里人的东西，如鞋、袜、书包、提包、帽子、眼镜等，放在一个盒子中，父母逐件地把东西拿出来，问："这是谁的？"示范并要求宝宝说出"我的""妈妈的""爸爸的"等。把家庭成员用的毛巾、鞋子放在固定的位置，逐条毛巾、逐双鞋子问宝宝："这是谁的毛巾？""这是谁的鞋子？"宝宝往往先会说"我的"，而不会说"你的"和"他的"，这时可以把实物与人物联系起来对宝宝进行训练，例如拿爸爸、妈妈的东西让宝宝认，让他看到妈妈时会指着妈妈的东西说"你的"；看到爸爸的东西时会说"他的"。

16. 谁不见了

● **目的**：培养宝宝的注意力、记忆力和语言表达能力。

父母拿出几件宝宝平时喜欢玩的玩具，把它们放在桌子上，然后问宝宝桌上有什么玩具，让宝宝说出玩具的名称，再要求宝宝仔细地数一数桌上有几件玩具（玩具数量不超过5件）。游戏开始时，爸爸用一块布把桌上的玩具盖上，然后让宝宝用手把眼睛蒙上或转过身去，爸爸悄悄地从布底下取走一件玩具，这时可让宝宝睁开眼睛或转过身来，将布揭开，请宝宝仔细看看桌上的玩具是否少了，并让宝宝将不见的玩具的名称讲出来。刚开始进行游戏时，可在桌上放2～3件玩具，以后逐渐增加数量，并尝试着一次拿走两件玩具。父母还可以用水果、衣服、食物等日常用品来进行游戏。

17. 会游的纸鱼

● **目的**：感受科学的魅力，激发探索的兴趣。

剪一条纸鱼，在鱼身上剪一个圆孔，再从圆孔处剪一条窄缝直到鱼尾。然后，把纸鱼轻轻地放在水面上（不要弄湿上面部分），在小孔里滴进去一滴香油，纸鱼就会向前游去。

18. 学诗歌

园果

雨中梨果病，每数无数个。

小儿出入看，一半鸟啄破。

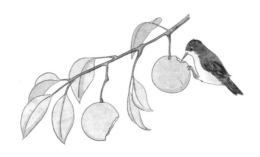

● **解说**：天老在下雨，梨子都烂了，一棵树上剩下没几个。想吃梨的孩子一天要跑出去看好几次，唉，剩下的果子又有一半让小鸟啄破了。

赋得古原草送别

[唐] 白居易

离离原上草，一岁一枯荣。

野火烧不尽，春风吹又生。

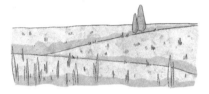

● **解说**：原野上长满青青的野草，每年绿一次又枯萎一次。野火烧也烧不完，春风一吹，草儿又长了出来。

悯农

[唐] 李绅

锄禾日当午，

汗滴禾下土。

谁知盘中餐，

粒粒皆辛苦。

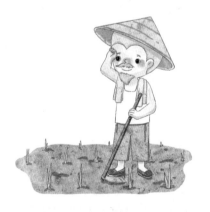

● **解说**：农民顶着中午火辣辣的太阳锄地，汗水一滴滴地滴到土里。谁能知道，碗里的每一粒饭都是农民辛辛苦苦用汗水换来的啊！

19. 益智童话

钓鱼比赛

小花猫、小黑猫、小黄猫相约一起去钓鱼。

"我们比赛谁钩的鱼最多,好吗?"路上,小花猫向伙伴提议。

小黑猫、小黄猫一致赞成:"好啊!"

他们来到小河边,各自寻找垂钓的好地方。

小花猫在一棵杨树边坐下,这里河水最清,他想一定能多钓到鱼。

小黑猫相反,他选了一处河水最浑的,目的当然也想多钓鱼。

小黄猫呢,他选的地方,河水不清也不浑。

小猫们各就各位,同时把钓鱼竿投向河面。

小河边静悄悄的,谁也不发出一点声音,连风儿也轻轻地吹,云儿也慢慢地走。

中午12点,比赛结束了,结果是小黄猫钓的鱼最多,他的鱼篓里鱼满满的,鱼儿还在活蹦乱跳呢。而小花猫和小黑猫,连一条小鱼都没钓到。

大家向小黄猫投去羡慕与钦佩的目光,请他谈谈钓鱼的经验。

小黄猫说:"因为这里的河水不清也不浑。"

小黄猫得第一,你知道原因吗?

● **答案:**水清,鱼把钩看得分明,也能观察到钓具和人影,不敢吃饵;水浑,鱼儿看不见钓具和人影,可也见不到钓饵,也不会上钩;只有河水不清不浑的地方,鱼儿看不清钓具和人影,却能看见钓饵,自然纷纷上钩了。

汪汪理发

放暑假了，小狗汪汪来到乡下外婆家。汪汪一身漂亮的卷毛，乌黑发亮，让乡下的小伙伴十分羡慕。这天，他又对着镜子梳理那身令自己自豪的毛发。汪汪左顾右盼地欣赏着，忽然发现头上的毛发长了些，该理一理了。于是，汪汪便出门上街去理发。

听外婆说，这里只有两家小理发店、两位理发师，也不知哪家的理发师手艺好。他先走进了东边的一家。

小狮子琪琪热情地迎了上来："汪汪，理发吗？"

小狗汪汪打量了一下四周，不禁皱起了眉头。只见店堂不大，地上留着不少碎发屑，理发的座椅磨得有点泛黄。更糟糕的是小狮子琪琪那头乱蓬蓬的头发，该长的地方短，该短的地方长，头顶乱七八糟像个麻雀窝，两边像是被老鼠啃过似的。汪汪赶紧找了个借口退了出去。

汪汪又朝西走去，老远就看见大大的"发"字招牌。原来这家理发店是小绵羊米米开的。走进店，汪汪眼前一亮，只见店里整整齐齐，地上也干干净净，弹簧座椅崭新，大镜子也亮堂堂的。

这时，满脸笑容的米米招呼道："汪汪，快请坐吧。"

汪汪一打量米米的头发，只见他的头发整整齐齐，大大方方，而且发型新潮。汪汪抓抓头皮想了想，对米米说自己的头发不太长，过些时候再理，然后就退了出去。

一出店门，汪汪就直奔东面的琪琪理发店去了。

你知道汪汪为什么又返回第一家理发店吗？

● **答案**：因为这里只有两家理发店、两位理发师，可见琪琪乱糟糟的头发是米米理的，而米米整整齐齐的头发是琪琪理的，琪琪的手艺比米米高。

（三）情绪、社会交往的学习与教育

1. 打电话

● **目的：**帮助宝宝练习说话，提高语言表达能力。

宝宝抢着拿话筒、接电话的情形是常有的事，父母可以利用宝宝喜欢打电话的特性，和宝宝进行电话聊天。父母有意识地让宝宝听自己和别人打电话，让宝宝知道打电话、接电话要有礼貌。父母可使用玩具电话，或用纸杯做成传话筒来和宝宝一起玩打电话的游戏。在打电话的过程中，父母可以扮作陌生人和宝宝交谈，如互问姓名、年龄等基本情况，引导宝宝慢慢进入谈话的氛围，进而了解宝宝的内心世界，如兴趣、爱好，以及对父母的看法等。

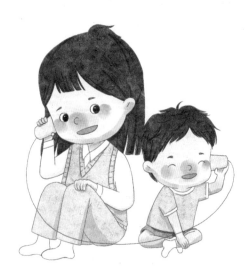

2. 怪面人

● **目的：**尊重宝宝的性格特征和兴趣；增强宝宝动手操作的能力。

首先，用废纸做几个纸袋子，纸袋大小以能套住父母和宝宝的头为宜（家中有合适的纸质包装袋也可直接拿来用）。接着，鼓励宝宝按照自己的想法在纸袋上挖出形状（如方形、圆形、正方形、半圆形、三角形），当作各不相同的眼睛和鼻孔；然后，和宝宝一起装饰纸袋，可另外剪贴图案，也可涂色，做成宝宝喜欢的怪兽面具；最后，套上怪兽面具和宝宝一起尽情游戏。

3. 过家家

● **目的：** 获得与同伴交往的经验。

很多宝宝在家庭中习惯独占一切玩具，与家人游戏时，一般大人都会迁就他，而同别人游戏时，由于担心被人拒绝、孤立，所以，他往往乐于服从，乐于在游戏中分享并体谅别人。父母可以邀请几个小朋友到家中来做客，家长为宝宝们提供玩具和游戏材料，如塑料炊具、餐具、围裙及一定数量和品种的蔬菜水果，让宝宝自由、自主地玩。这期间，父母也可以参与到游戏当中去。

4. 我是谁

● **目的：** 学习如何做自我介绍，培养简单的社会技能。

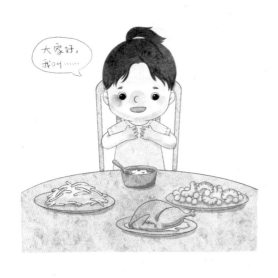

选择和家人聚会的日子，让宝宝向家人做一次自我介绍，介绍的内容可包括：姓名、年龄、性别、家庭住址、父母的职业、家庭成员的组成及与他们之间的关系等。当宝宝能较准确地做简单的自我介绍后，父母可鼓励宝宝向客人或小伙伴做自我介绍。宝宝学会做自我介绍，是开始社会交往活动的基础。

5. 帮妈妈擦车

● **目的：** 培养宝宝乐于助人的优良品质。

妈妈下班回来后，对宝宝说："宝宝，妈妈车子脏了，帮妈妈一起来擦一擦车吧。"然后告诉宝宝擦的每一个部位的名称。宝宝和妈妈一起擦车时，妈妈还可以给宝宝讲故事；或者带领宝宝一块儿唱歌，使宝宝在快乐中劳动。擦完后，妈妈要对宝宝说"谢谢"，并引导宝宝说"不客气"。这个游戏能提高宝宝的人际交往能力和动手能力，同时可让宝宝成为一个乐于助人的人。妈妈也可以让宝宝帮其他的忙，如擦桌子、擦凳子等，但要在宝宝的能力范围之内。

6. 报纸用处多

• **目的：** 让宝宝了解周围经常出现的声音，促进亲子之间情感的交流。

和宝宝一起想一想，报纸除了可以给我们带来一些新信息外，还有哪些作用？家长可以讲一个故事给宝宝听，中间有情景，一边讲一边利用报纸将各种物品折出来。例如：秋天到了，我们一起去公园游玩，但是外面的太阳有点大，我们就应该戴上一顶帽子（这个时候家长可以将报纸折成一顶帽子给宝宝）；我们去秋游的时候还需不需要一艘小船……继而用报纸折出不同的物品。

7. 购物

• **目的：** 培养宝宝的社交能力、社交技巧，为以后的社交活动打基础。

平常妈妈在购物时，可以带宝宝去。在菜场、商店、超市转转，引导宝宝看周围的环境，教宝宝认识蔬菜、商品等，让他跟买菜的人或工作人员打

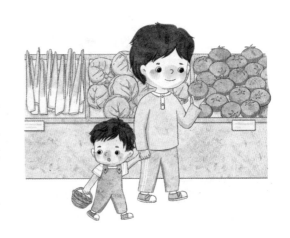

招呼、交流等。回家时，也可以让宝宝帮忙提菜，和宝宝谈谈路上的景物等。

　　除此之外，平常在生活中，家长也可以和宝宝玩一些购物的游戏，比如在家准备一些水果图片，玩开水果店的游戏。让宝宝当售货员，给宝宝几个盘子，让宝宝把水果分类摆放好后"叫卖"："卖苹果喽，又甜又香的大苹果！快来买喽！"爸爸妈妈扮顾客来买水果。宝宝有礼貌地问："你们要买点什么？""顾客"说出水果的名称，"售货员"拿出相应的水果交给"顾客"，"顾客"说："谢谢！""售货员"说："不客气！欢迎下次再来！"以上这些都是生活中必要的交际活动，大人可以随时拿来培养宝宝的社交能力。

8. 学习礼貌语言

　　● **目的**：培养有礼貌的习惯。

　　家庭中要注意应用礼貌语言，通过日常的模仿宝宝很容易学。例如，每天早晨起床要问"您早"，家长可以先做示范，渐渐成为习惯，每天早晨第一次遇到人时要说"您早"。平常家长让宝宝干一些杂事时，也不要忘记说"请你帮我拿××"，当宝宝递过来时要说"谢谢"。可以要求宝宝在请求父母帮忙时说"请"，父母帮忙后也说"谢谢"，这样互相礼尚往来才能培养有礼貌的宝宝。

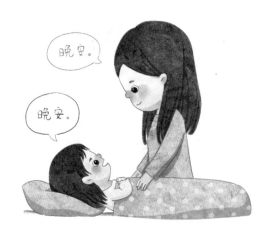

　　当自己离开家或家人离开时要互道"再见"，晚上睡前要说"晚安"。有亲朋来访时要问候"您好"或说"叔叔阿姨好"，客人进屋后要让坐。宝宝见惯了父母待客也能知道些一般礼节。客人离开时一定要送出门，请客人有空再来。客人带来的小朋友要由小主人负责接待，拿出玩具共同游戏。如果宝宝躲避怕生可以暂时不管，千万不要在客人面前数落宝宝，待客人离开之后，才慢慢告诉宝宝应该如何去做。同时，也应多鼓励宝宝的点滴进步。

有些宝宝特别胆小怕生，不要勉强他非叫"×× 叔叔或 ×× 阿姨"，如果宝宝不作声就不必勉强，以免由于害怕而重复发音出现口吃。

9. 穿背心和套头衫

- **目的**：培养自己穿衣服的自理能力。

先找出一件前面有图案的背心或套头衫，让宝宝识别前后，同时看清领口前面开口比后面大些，将两手伸到袖口或背心的袖洞内，双手举起，将衣服的领洞套在头上，用手帮助使衣服套过头而穿上。这种学习最宜从夏季开始，一来夏天衣服简单，二来夏天温度高，宝宝动作再慢也不至于着凉。夏天让宝宝学会自己穿上上衣和带有松紧带的裤子就行了，到秋天时渐渐增加衣服的过程也就成为渐渐学习的过程，那时自己穿衣也就不觉得太困难了。

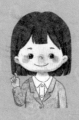

六、给爸爸妈妈的建议

（一）2岁4个月～2岁6个月宝宝的教养建议

1. 鼓励宝宝模仿学习

2～3岁的宝宝正是最能模仿他人动作的年龄。宝宝通过模仿使智力发育更为迅速。有时妈妈打扫卫生、洗烫衣服或在厨房时忙乎的时候，宝宝也想凑上来学学弄弄。碰到这种情况，不要禁止，干脆让宝宝模仿着学学，他会因为得到爸妈的重视而非常得意的。虽然不可能模仿得很好，但只要稍微有点像，就该好好表扬。这样，宝宝的兴趣会更浓，自立的信念就会越来越强。

2. 宝宝贪玩怎么办

3岁的孩子特别喜欢和小朋友一起玩。开始时只和一两个小朋友玩，慢慢地就能和许多小朋友一起玩了。

当然，从中既能学到好的，也会学到坏的。

当宝宝正在进行危险的游戏时，必须予以禁止，并要好好教育。而且，由于还不太会玩，宝宝之间可能会发生争执。如果是自己的宝

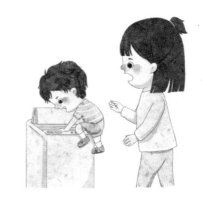

宝做得不对，妈妈应该教自己的宝宝向其他小朋友道歉，要使宝宝懂得礼貌。

父母要尽量让喜欢在家里玩的宝宝到户外去活动，因为这样可以接触外界空气，使皮肤和黏膜得到锻炼，变得结实些。宝宝经常在外面蹦蹦跳跳、荡秋千、骑小三轮车、滑滑梯、爬攀登架等，可使手脚肌肉发达、反射运动活泼。特别是那些精力旺盛的宝宝，在家里会调皮捣蛋搞破坏，容易惹出许多麻烦事情来，可到外面，在小朋友中间反而会学到不少东西，使身心都得到锻炼。但父母要注意避免发生意外，必须留心周围环境，保证宝宝的安全。

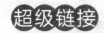

超级链接

"复制"暴力娃

心理学家班杜拉找了两批孩子做实验，他想了解宝宝们的暴力行为是如何形成的？

为第一批孩子提供一段成人打玩偶的录像，让孩子先观察一遍，看完后再把他们带到一个只有玩偶的实验室。

第二批孩子没有看录像，直接被带进有玩偶的实验室，看看他们对玩偶的态度是怎么样的。

结果发现，第一批孩子进了房间后会模仿看到的画面，也会对玩偶拳打脚踢；而第二批孩子对玩偶没有敌意，甚至还和玩偶一起玩。

现在的你是不是也明白了孩子的暴力是模仿来的。因此，请你为孩子树立正面榜样，万不可"复制"出暴力娃！

3. 孩子为什么爱抢别人的东西

当几个孩子在一起玩耍时，常出现自己手上的东西被抢或去抢别人东西的情况。这并不是说孩子太霸道，而是因为这一阶段的孩子还不能把自我与他人、其他事物很好地分开。凡事以自己的想法和动作为主，孩子只懂得"我的"含义，不明白"你的""你""他的"等含义，自然而然地认为"我的"是我的，"你的"也是我的，所以孩子在玩耍时常抢其他孩子的玩具，但是他自己并没有意识到上述举动是争抢、夺取的行为。这也并非"强盗"行为，随着孩子知识经验的增长、交往愿望日益强烈、语言逐步发展，孩子会自行克服这种毛病。

尽管如此，如果孩子经常出现抢夺别人东西的行为，家长决不能坐视不理，可让孩子与年龄稍长于他的孩子一起玩，或几个孩子在一起玩时，为他们提供数量相当的同类玩具，做到每个孩子人手一份，避免孩子之间相互争抢。当孩子间出现争抢时，父母可采取一些方法转移孩子的注意力，或鼓励、引导孩子们自己解决矛盾冲突，而不必斥责孩子。

4. 培养孩子的同情心

父母都希望自己的孩子有一颗纯真、善良的心。富有同情心的孩子长大后会善待他人，并理解、尊重他人，与他人友好合作，会宽容他人，维护他人的利益。父母要在日常生活中培养孩子的同情心，如家中亲人生病时可让孩子了解病人的感受，引导孩子回忆自己以前生病时的难受经历，并让孩子学着用语言和行动来表达对病人的关心；父母也要通过自己的言行举止为孩子作出表率，因为孩子喜欢模仿成人，如果父母在与他人交往、相处时，宽容他人，同情弱小者等，这些都会潜移默化地影响孩子，孩子也会自然地仿效父母的行为。父母也可以通过讲故事或游戏活动来培养孩子的同情心。

5. 宝宝自己吃饭

宝宝1岁半时就能用勺子试着自己吃饭了，但那时常常不能将一顿饭自己吃完，往往吃去一半或大半，大人还要稍加辅助。经过将近一年的练习，多数宝宝都能在2岁1个月或2岁2个月时自己将碗中的东西吃干净。但是有时宝宝不爱吃某种食物，或家长要赶时间，不允许宝宝自己慢慢吃饭，而是用喂来解决问题，不知不觉中剥夺了宝宝自己练习的机会。结果本来会自己吃饭的宝宝也变得依赖大人喂饭，而不自己独立吃饭。

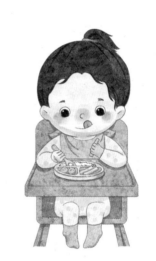

培养孩子独立生活，让宝宝自己吃饭是重要的起点，关键是父母的坚持，尤其是祖父母如果帮助照料宝宝时也要坚持，只要父母和祖父母重视这个问题，到了两岁半，宝宝就可以自己独立吃饭，不需要大人帮忙了。

6. 孩了的"破坏行为"

这个年龄的孩子总是认为自己长大了，什么事情都想亲自尝试一下，结果常出现给自己倒水时打破杯子、新买的玩具被拆得七零八散等现象，令很多家长感到苦恼和无奈。其实，孩子的破坏性行为在孩子成长的过程中是难免的，父母应考虑孩子对一切事物都好奇、爱模仿、想尝试的心理特征，不妨在最大限度内允许孩子的"破坏"行为，让孩子通过运用各种感官去了解、探索周围事物，吸取正面经验和反面教训，使他们逐步获得丰富的感性认识。如装不好玩具汽车，他才知道拆的时候要记住操作顺序，并把零件放好。过失是和孩子认识事物、形成经验紧密联系在一起的。另外，如果孩子是出于对某一事物的好奇而搞坏了东西，如拆卸钟表，就耐心地告诫孩子，想要拆卸的物品应和父母一起拆装，以免弄坏，不要背着父母偷偷拆；如果孩子总是有意地通过破坏东西进行威胁，以求得某种需要的满足，父母应制定简单的规则，帮孩子提升自我克制的能力，而且也要教育孩子对自己的破坏行为负责，教育他们学会珍惜别人的劳动成果。

对于孩子的过失，既不能采取听之任之的态度，也不要用偏激、消极的语言去斥责孩子，父母应根据不同的情况采取不同的方式引导、教育孩子。如孩子帮妈妈做家务活时不小心把碗打碎，妈妈不应该对孩子说"真没用""真笨"等话语，而应肯定他爱劳动的优点，同时亲切地告诉他以后做事要细心、认真。

让孩子学会分享，孩子能够学会分享，对于将来的社会适应、与人合作等社会性行为的发展有很大的影响。父母要让孩子了解分享是暂时把物品借出或与人合作共用。对孩子的分享行为父母要给予支持，当孩子不愿与别的孩子分享他的东西时，父母不要强行让孩子把自己的东西"借"给别人玩。父母在引导孩子分享行为时，应该明确强调有关分享的几个关键词，如"借""还""一会儿"等，让孩子明白他拥有的东西并没有失去，只是暂时离开他一会儿。同时，要注意满足孩子对自己物品的支配感，因为孩子往往通过支配某种东西来感觉那些东西是否属于他。如宝宝发现"借出去"的东西还会回来，就会愿意和别人分享，逐渐养成与人分享东西的好习惯，并能在分享的过程中，从给别人带来的快乐中获得乐趣。

7. 性别意识要从小培养

婴幼儿时期是性别意识萌发的关键时期，如果婴幼儿在这一阶段能够接受正确的性别教育，孩子将终身受益。早期性教育的重要组成部分主要是关于性别意识的培养，即逐步帮助婴幼儿形成性别的观念和认识。比如，在日常生活中，通过取名、选择服饰或玩具的类别、行为规范等，潜移默化地把性别意识传达给孩子，孩子的言谈举止、兴趣爱好、性格特征等自我知觉和行为也将逐渐融入社会对性别的要求，这有助于孩子顺利适应社会生活，实现性别角色的社会化。所以，从小培养孩子的性别意识是非常重要的。

8.孩子与宠物的接触要当心

现在不少家庭都饲养一些可爱的宠物。宠物虽然可爱，但孩子与它交友时却要分外当心，注意卫生和防病。因为宠物确实会携带病原微生物，并可能导致人生病。比如，大家熟知的猫、狗可能携带狂犬病毒，乌龟、家禽可能携带沙门氏菌，鹦鹉的排泄物会传播鹦鹉衣原体。

所以，养了宠物的家庭，应注意以下几点：家中宠物脱落的毛发等要及时清理，以免幼儿接触后引发过敏性疾病；养猫、狗等宠物要定期到正规的机构注射疫苗和驱虫等，并定期体检；养成宠物定点定时的排便习惯，并及时清理宠物排泄物；注意宠物用品卫生清洁。同时提醒宝宝，不要逗弄正在睡觉、吃食物、护崽的小动物；和宠物接触后一定要洗手，保持良好的个人卫生习惯。

9.避免不公平的竞争

"是妈妈好，还是爸爸好？"这样的问话，我们在生活中时常可以听到。父母为了博得孩子对自己的欢心，时常互相竞争，然而对孩子来讲，这种竞争是不公平的。

2岁左右的孩子由于需要亲人的爱护和照顾，需要父母为他提供一个明朗、安全的家庭环境。当他开始形成自我意识时，同时也在观察家庭每一个成员的形象。如果父母在家中互相竞争，逼着孩子在双方面前回答"爸爸好，还是妈妈好"这种问题，对孩子的心理发展是极为不利的。它会退化孩子的童稚之气，使他过早地学会迎合他人。孩子在家中耳濡目染父母间的竞争，还会日渐养成"抢上拔尖"的行为。

特别亲近爸爸或妈妈，要求父母一方为他做一些事，在孩子的成长过程中是正常的。但是，假如孩子意识到这些要求会引起父亲或母亲一方与自己疏远，他会左右为难，或当面一套，背后一套去取悦父母双方。

当孩子需要某些帮助时，他可能坚持只让父母一方和他在一起，做父母的应该表示理解。一般来说，母亲给孩子的关心往往多于父亲，大多数孩子与母亲更亲近一些，但孩子也经常选择爸爸，乐意接近父亲。如果母亲认为孩子这就是更爱爸爸，这就错了。孩子爱自己的双亲的情感是不变的。如果孩子时而亲近妈妈，时而又喜爱爸爸，这是因为父母一方使他生气了，他要另寻安慰；或者孩子因为年幼在感情上还很少顾及父母双方，然而父母则必须全身心地关心孩子的成长，寻找时机在一起愉快相处，享受亲子间的美好时光。

父母之间争夺孩子的爱越激烈，其实也越多地牺牲了孩子最需要、最自然、最美好的东西——父母双方无条件的爱。孩子需要父母双方稳定而深厚的感情。如果父母一方能成为孩子特别喜爱的人，双方都应该为此感到高兴。

超级链接

"南风"爸妈

有一天，北风和南风比威力，看谁能把行人身上的大衣脱掉。

北风说："小事，我直接把他们衣服刮下来。"结果行人为了抵御寒冷，便把大衣裹得紧紧的。

南风则徐徐吹来暖风，行人觉得春暖上身，便开始解开纽扣，继而脱掉大衣，南风获得了胜利。

请父母学做"南风"爸妈，尽量对宝宝正面管教，用"温暖"来教育孩子！

10. 习惯不好早纠正

孩子的以下不良习惯，对他们的身体发育不利，父母应注意纠正。

（1）**托腮**。有的孩子在听故事、看电影时，常用手托腮。长此下去，腮部会受到压力，影响牙床和牙齿的正常发育，使牙齿长得歪斜不齐。托腮时，视线常偏向一边，往往会影响视力，形成斜视。托腮时，坐的姿势也不易端正，会影响脊椎的正常发育，形成畸形。

（2）**咬唇**。孩子的唇组织很娇嫩，含有丰富的血管、神经。有的孩子爱用上牙磨或咬下嘴唇。时间长了，会使嘴唇黏膜下面的涎腺排泄管发生堵塞，黏液排不出去，导致下嘴唇长出黄豆样的小泡，膨胀到一定程度就溃烂，愈合后仍会反复发作，医学上称作"黏液囊肿"。严重时会引起感染，结果给孩子带来很多痛苦。

（3）**吮吸玩具**。玩具上往往带有各种细菌、病毒、寄生虫及脏东西。有的孩子在玩玩具时，爱把玩具放在嘴里吮吸。这样，有菌有毒的东西吃进肚内，易引起疾病。

（4）**留长指甲**。指甲缝里易藏脏东西。0.1克重的指甲泥里就能藏三亿八千万个细菌，其中包括痢疾、伤寒、肝炎、结核等病原体。孩子吃东西时容易把病菌吃进体内；揉眼睛时也易感染沙眼；用长指甲抓痒，会抓破皮肤引起感染。

11. 家有"电视宝宝"

很多家长都能意识到宝宝小的时候不能过多地接触电子产品。如果允许宝宝看视频，也尽量选择电视这类的大屏幕，而不是手机或平板这样的小屏幕。同时，家长也应该了解长期看电视对宝宝的危害：

（1）"小眼镜"和"电视土豆"。电视等电子产品发出的是蓝光，对人体的视网膜细胞有损伤，而且电视屏幕画面切换速度快，婴幼儿眼睛调节功能尚未发育成熟，长时间看电视很容易引起视觉疲劳，甚至会影响视力。长期坐在沙发上看电视，缺少运动，会使宝宝成为"电视土豆"，据调查，80%的单纯性肥胖宝宝都有一个共同的特点——爱看电视。

（2）电视孤独症。宝宝思维分析力差，模仿性很强，长此下去，只对电视节目感兴趣，对周围事物漠不关心，社会交往能力差，性格变得孤独，患上"电视孤独症"，严重的可出现心理反常。

（3）电视暴力影响宝宝心理及行为。电视中的暴力、犯罪等情节，会引起宝宝的好奇心，进行模仿，导致宝宝的攻击性行为，甚至犯罪。宝宝长期在电视上看到大量的暴力场面会渐渐感到麻木，甚至会产生暴力倾向。爸爸妈妈对宝宝看电视的内容要有所干预，不能听之任之。

12. 宝宝看电视"八忌"

一忌看武打凶杀的内容。宝宝常常看武打凶杀等相对暴力的视频，不仅容易使宝宝长时间处于紧张、恐惧状态，影响身心健康，而且容易使宝宝产生好奇心，进行模仿，导致宝宝对打架斗殴等不良社会现象适应性的提高，攻击与冒险行为增多。

二忌时间过长。宝宝正处在身心迅速发展的时期，每天长时间地看电视，容易使宝宝的神经系统与机体疲劳，影响身心健康发展，影响学习等其他活动的正常进行。宝宝每天看电视时间最好控制在40分钟之内。

三忌距离过近。如果宝宝看电视时距离过近，屏幕发出的强光长时间刺激，不仅容易使宝宝视觉的敏锐度与适应性降低，而且容易造成眼睫状肌调节功能的降低，晶状体逐渐变凸，导致近视。一般来说，看电视时，把宝宝的座位安放在距离电视机 2.5 ~ 4 米处为宜。

四忌音量过高。如果宝宝看电视时音量过高，长时间较高音量的刺激，不但容易使听觉的感受性降低，形成不良的听觉习惯，而且容易导致视觉等感受性的下降。相反，采用相对小的音量，对宝宝的听力、视力、注意力等的发展均有很大的促进作用。

五忌坐姿不正。宝宝看电视时，歪歪斜斜地就座，如靠在被子上、躺在爸爸妈妈怀里，都容易使宝宝未定型的脊柱变形，养成不良的坐姿习惯。躺着看电视时，不但要仰着头，侧着身，而且需要歪着脖子和偏转眼睛。这样，眼睛的视线与电视机屏幕就不能保持在同一水平线上，这就需要用眼睛来进行调节，时间长了会引起眼球外肌和眼球内的睫状肌发生痉挛收缩，从而造成眼球胀疼、结膜充血、双目流泪，甚至出现眼压增高、视觉模糊和视力下降等现象。

六忌光线过暗。看电视时，室内光线过暗，则影响宝宝视觉功能的发展，也容易导致近视。晚上和宝宝一起看电视时，不要把照明灯都关闭。

七忌边吃边看。宝宝边看电视边吃饭或糖果、瓜子等，嘴里的食物往往咀嚼不够，容易加重宝宝的消化负担，影响消化功能。长期如此，还容易养成吃零食的不良习惯。

八忌饭后即看。饭后宝宝立即看电视，容易使宝宝的大脑兴奋中心转移，注意力高度集中于电视内容，形成消化液分泌的停滞与食物的沉积现象，影响肠胃的消化。饭后，最好让宝宝轻微活动一会儿后再看电视。

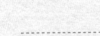

电子"保姆"

乐乐坐在饭桌前低头玩平板电脑，实验员让爸爸更换了厨房里的花束，孩子没有反应；妈妈用一幅画换掉墙上的照片，孩子也没有反应。随后，实验人员将妈妈换成一个陌生的女人，将爸爸换成一个陌生的男人，孩子依然没有察觉。直到一群陌生人围坐在饭桌旁，乐乐才一脸惊恐地发现，自己的父母不见了，家里进来了陌生人。原来，儿童沉迷电子产品时，注意范围会缩小。

美国迪米特里·克里斯塔基斯博士的研究进一步表明：孩子在 3 岁之前，每天多看一个小时的电视，7 岁时注意力缺陷障碍的发病率会增加 10%。

因此，请父母多陪陪孩子，别让电子设备充当没温度的保姆！

（二）教爸爸妈妈一招

1. 宝宝睡眠不好怎么办

有的孩子在睡觉时，常让父母陪着或让父母抱着才能入睡；有的孩子到了晚上就特别兴奋，玩到很晚也不睡觉；有的孩子半夜惊醒哭泣、做噩梦，这些都影响了孩子的睡眠。要保证孩子的良好睡眠，父母应该做到：

第一，从小培养孩子良好的睡眠习惯。父母要培养孩子独立睡眠和有规律的睡眠习惯，睡前不要使孩子过度兴奋、紧张或焦虑。

第二，关注孩子的健康。如果孩子患有佝偻病、感染蛲虫（导致夜间肛门瘙痒）或其他疾病，会导致孩子身体不舒服、烦躁，影响孩子的睡眠，父母若发现孩子有这种情况，要及时治疗。

第三，创造良好的睡眠环境。尽可能把孩子的卧室和父母的卧室分开，孩子准备睡觉时，电视声音要关小，父母说话的声音要小，走路要轻，以免影响孩子入睡。

第四，合理安排午睡时间。孩子的午睡时间要适时，午睡时间太长或午睡时间不固定也会影响孩子的夜间睡眠。

2. 宝宝睡前纠缠不清怎么办

有些孩子一到睡眠时间，就向父母提出各种条件，如缠着父母讲故事、不断要东西吃、要父母陪着睡……面对孩子提出的种种条件，父母应做到：满足孩子的合理要求，但要告诉孩子，不能再提出其他的条件；对孩子提出的不合理要求要坚决否定，同时也要让孩子理解，不合理的要求父母是不会满足的，从而打消纠缠父母的念头。

3. 宝宝夜惊怎么办

有些孩子常在夜间做噩梦惊醒、哭泣。半夜如果从梦中惊醒，孩子常对黑暗、夜晚以及孤独感到害怕，孩子便很难再入睡，怎样保证孩子的睡眠呢？

（1）父母可待在孩子的房间里安抚孩子。给孩子喝点水，用手抚摸孩子，慢慢消除孩子的恐惧，直到孩子睡着或完全安静下来，父母再离开房间。

（2）父母要注意孩子一天的活动。白天不要让孩子过量地玩追逐打闹的游戏，晚间不要让孩子看惊险的电视、电影或听害怕的故事。父母也不要训斥、打骂孩子。

（3）保证孩子呼吸道畅通，孩子卧室内空气新鲜。孩子睡前不要吃得太多，让孩子养成睡觉不用被子蒙头、手不放在胸部的睡眠习惯。

4. 如何测量体温最准确

父母对宝宝的体温总是特别在意，对体温的波动常感到难以捉摸。不明白怎样的体温才算发热，更不理解体温为何会忽上忽下地波动。

其实就正常小孩而言，即使在安静状态下，体温也只是保持相对恒定。以口腔所测的温度为例，绝大多数人的体温在 36.5 ~ 37.5℃。虽然人的体温呈明显昼夜波动的规律，但每天体温的差别一般不超过 1℃。由于小孩新陈代谢旺盛，一天之中体温变化很大，因此独特的生理性体温波动常表现为清晨较低，白天略微上升，晚上比较高的特点。

测量体温的最好时机在每天早晨起床前和晚上睡觉前。在喝开水、进食半小时之内，以及剧烈运动后不要量体温，因为这时候的体温肯定是偏高的。

5. 如何教孩子学会勇敢

在生活中，多数孩子活泼好动，能言敢为。但也有为数不少的孩子胆小害羞，不愿跟大家一起玩，不像同龄孩子那般爱动、贪玩、好奇。这样的孩子大都比较腼腆，说话声音低微，主动要求少，不敢一个人外出……作为年轻的父母，我们应当怎么教孩子学会勇敢呢？

第一，创造温馨祥和的家庭气氛，让孩子自由自在地生活，并让孩子有充分发挥的余地。

第二，端正父母教育的态度，从思想上认识对孩子的溺爱、娇宠，只会造成孩子怯懦、任性的性格。父母要树立起改正孩子怯懦性格的信心，要认识到只有教育得当，才能使年幼的孩子得到健康发展。

第三，处处注意培养孩子的独立性、坚强的毅力和良好的生活习惯，鼓励孩子去做力所能及的事情，让孩子学会自己照顾自己。

第四，带孩子到大自然中去，使孩子敞开胸怀，开阔眼界，还要教给孩子适当的技能，如唱歌、绘画、手工等，使孩子坚信自己并不笨，从而增加自信心，敢于参加小伙伴的活动。

第五，鼓励孩子与人接触、交往。父母可多带孩子参加家庭聚会，让孩子在交往中学会分享，主动表达自己的想法，逐渐消除胆怯心理。

6. 抚摸孩子的最佳方法

抚摸孩子对其身心和大脑发育起着十分重要的作用。美国医学专家实验证明，被母亲抱得多的孩子，智育发展占优势。早产婴儿每天接受 10 分钟抚摸，要比那些放在暖箱内不与人接触的早产婴儿，体重增长得多，神经系统成熟也快得多。

选择抚摸的最佳方法是不可忽视的，可以采用以下方法：

拥抱：父母每天要拥抱孩子几次。采用头碰头、胸与胸相接触的全身性拥抱，可以起到放松身体的作用。

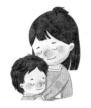

抚摸：每晚就寝前，用手指揉孩子的颈部，用手心抚摸背部，注意力度要轻。如果想使孩子平静下来，可以对其背部或腿部轻微抚摸或按摩。相反，抚摸脸部、腹部和脚，会使孩子受到刺激而感到紧张。

按摩：孩子先取俯卧位，从背至臀部、下肢；再取仰卧位，从胸至腹部、大腿，用手心轻微按摩各 10 ~ 20 次。这样做能加强对胸、腹、背肌的锻炼，减少脂肪细胞的沉积，促进血液循环，还可增加肺活量。

揉捏：孩子取仰卧位，一般先从上肢到下肢，然后再从两肩至胸腹。用手指对孩子进行揉捏，可增强其全身和四肢肌肉的结实程度。在这样的捏疗过程中，孩子胃泌素的分泌和小肠的吸收功能均有增强。一般选择在食后两小时进行。手法要轻柔，以让孩子感到舒适为主。注意不要让孩子着凉，以防感冒。

7. 如何为孩子创设语言情境

言语发生在一定的情境中。语境特征决定着孩子的言语特征。美国学者通过调查发现，孩子在不同场合之下，口头语言会发生三种变化：一是讲与不讲的变化；二是讲话风格的变化；三是有选择地使用"嘀咕"，即重复单调的要求或抱怨（如"我要买嘛，我要买嘛……"或"就不夸奖我，就不夸奖我……"）。父母应通过控制语境，自觉地、有意识地控制孩子的言语发生。

（1）让孩子成为情境的中心。很多孩子都有不同程度的"口语缄默症"。究其原因，主要是由于在成人的社交场合中，孩子往往被晾在一边。他们没有说话的外界要求，也就缺乏口语表达的内在需要。比如，有些孩子要等到客人走时，才有机会说声"再见"。让孩子成为情境的中心，口语表达也就成了对他的基本角色要求。引导孩子与别人进行口语交流，具体的方法很多，如有客人造访时，父母不要忘了把孩子介绍给客人，注意让孩子与客人沟通。父母在商量、讨论一件事时，也不要因为孩子小而忽视他，不妨征求一下他的意见，如星期日游览活动的安排等。有关孩子的事，更要注意抓住机会，让孩子谈谈他的想法，并予以肯定。还可以在一天当中找一个适当的机会让孩子讲讲他的经历和要求。

（2）处理好情感表露与语言表达的矛盾。孩子的情感体验往往干扰他的口语表达，本来正在清晰而流畅地说话的孩子，一见父母来了，马上变得嗲声嗲气，好像舌头变短了，话也说不清楚了。这是因为父母的温情慈爱唤起了孩子撒娇撒痴的需要，消除了孩子正确语言的需要。遇到这种情况，父母要提出明确的要求："你把刚才的事情清清楚楚地给爸爸讲一遍。""妈妈忘记了这个故事是怎样讲的，你给妈妈讲讲。"

（3）改进同孩子交谈的方式。有的父母不注意启发孩子多说话，他们同孩子交谈时，常用"是非判断"的方式进行。如，妈妈问："今天在托儿所吃的是包子吧？"孩子答："是！"妈妈说："有没有小朋友打你？"孩子回答："没有！"这种谈话是封闭式的，不利于孩子流畅语言的发展。

有的父母过分溺爱子女，甚至在语言表达上也"包办代替"。如孩子指一下香蕉，妈妈赶忙上前，"噢，你想要香蕉了，对吗？妈妈帮你拿。"在这样的语言环境中，孩子只需要简单的手势和示意，不会产生语言的需要，从而阻碍了语言和思维的发展。因此，父母要注意用富于启发性的谈话，使孩

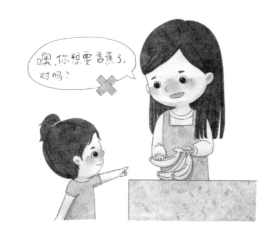

子的想象力和表达力得以充分展开。

（4）引导孩子更好地表达。控制语言情境，不仅要创造条件让孩子多讲话，还要引导孩子更好地表达自己，及时纠正不太妥当的口语。对孩子的引导包括语法、选词、语音等各个方面。如孩子说"看我鱼呢"，父母不要觉得好玩，哈哈一笑了之，而应告诉孩子正确的说法是"我看鱼呢"。引导的实质就是让孩子不断接受自己言语活动的反馈信息，最终发展起自我控制的语言能力。

8. 惩罚孩子的方法

如果孩子蛮横任性、不讲道理、打架骂人、对人无礼、破坏物品，就要对他进行惩罚。不过，父母尽量不要打骂、吓唬和体罚（长时间罚站、罚跪）孩子。可采用以下几种惩罚办法：

（1）剥夺机会。如果孩子随便乱扔乱砸玩具，不听劝阻，父母就应把玩具藏起来，使他在一段时间内失去这个玩具。在游戏时，孩子欺负了同伴，父母可以禁止他与同伴游戏，直到他觉得寂寞并请求允许他和小朋友一起玩。如果孩子说脏话，屡禁不改，父母可以剥夺他的快乐——不让他看电视、假日不带他出去玩、不和他游戏、不给他讲故事、不买已答应好给他买的玩具和图书等，以示惩罚。

（2）通过态度、语言暗示。父母的态度和语言也可用来对孩子进行责罚。孩子会从父母的语气、音调、表情、态度中觉察出对他行为的不满、伤心或失望。一个爱父母的孩子会为重新得到父母的爱而改正自己的错误行为。

（3）轻打孩子屁股。在万不得已的情况下，父母打打孩子的屁股以示惩戒也是可以的。但注意不要打孩子的脸或用棍子抽打孩子，这会使孩子感到屈辱而对父母怀恨在心，很难使责罚真正奏效。

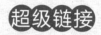

受限"跳蚤"

普通跳蚤一般可以跳30厘米高。如果将若干只跳蚤分别罩在高度为10厘米、15厘米、20厘米、25厘米、40厘米的透明玻璃罩下，经过几天的喂养后，拿去玻璃罩会发生什么呢？

结果是：在10厘米玻璃罩下生活过一段时间的跳蚤跳不过10厘米，在15厘米下生活的跳不过15厘米，在20厘米下生活过的跳不过20厘米，在25厘米下生活过的跳不过25厘米，只有在40厘米下生活过的跳蚤才能保持30多厘米的正常水平。

所以，父母要摒弃对孩子"这也不行，那也不可"的种种限制，万不可让孩子变得自卑！

责罚孩子时，请父母记住：

• 不要光听孩子口头的认错，而要他用行动改正。

• 不要很快饶恕孩子。只要有一两次很快饶恕了他，他就会一件错事还未了结，又大胆地去干另一件错事。因为孩子知道，他只要一求饶，父母就会轻易地宽恕他。

9. 如何让孩子"服从"

2～3岁的孩子正处于第一反抗期。他们经常和父母唱反调。父母却坚持要求孩子服从，往往弄得双方都不愉快。下面介绍几种能让孩子愉快服从的方法，供父母们参考。

（1）**慎用"不"字**。父母常对孩子说"不要"做什么，而孩子却偏那么去做。父母应慎用"不"字，因为这个"不"字只是否定了孩子当前想要做的事，却没有告诉孩子应该怎么做，孩子只好按照原来的想法坚持下去。比如孩子扔沙子，父母若说"不许扔沙子"，孩子想不出不扔沙子还能怎么玩；父母若用正面指导的方法说"你可以用沙子来挖地洞、堆小山"，孩子就会被父母提出的新方法所吸引，而停止扔沙子。

（2）**善用商量口吻**。2～3岁的孩子还不能做到主动把自己的玩具拿去和小朋友分享。父母若硬性要求，他会又哭又闹地不给。这时，父母可以和她商量："丽丽，假如我不给你买这个布娃娃，你高兴吗？"孩子一般会说："不高兴。""你看，芳芳没有这样漂亮的布娃娃，可她也很想玩，她心里也会不高兴的，你是不是应该帮助她呢？"这时，孩子一般是会愉快地把玩具让给小朋友玩的。

（3）**巧用"帮"字**。有时，父母叫孩子不要把房间搞得太乱，他偏不；叫他喝牛奶，他就是不肯喝。父母最好采用这个办法——常把"帮"字挂在嘴边。父母可以这样说："我的牛奶喝不完要坏的，请你帮我喝一点。""我的房间太乱了，请你帮我收拾一下。"

（4）**令出必行**。如果父母用了"不"字，就要求孩子一定遵守。如果父母一边大叫"不许"，一边又不真正制止，孩子就会照自己的做法继续下去，养成和父母对着干的坏习惯。

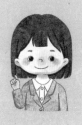

七、宝宝成长档案

下面是2岁1个月～2岁6个月宝宝生长发育指标和心理发展指标，请家长认真读一读，并仔细测量孩子的各项发育指标，观察孩子的行为表现，记录在右侧的表格里，以帮助你了解孩子的发育是否在正常范围内。

如果你的孩子的发育情况与下列指标有些出入，也不要着急，因为孩子的发育受多种因素影响，有明显的个体差异。如果孩子出现"不能自如地走，经常会摔倒""不能提问题""不能在大人帮助下爬台阶"等现象，就需要及时就医，查明原因，采取措施。

2岁1个月～2岁6个月宝宝生长发育指标

发育指标	平均标准		记录
	男孩	女孩	
身高 / 厘米	93.2	91.9	
体重 / 千克	13.7	13.0	
头围 / 厘米	48.9	47.9	
胸围 / 厘米	51.0	50.2	
睡眠 /（小时 / 天）	10 ～ 13		
牙齿	16 ～ 20 颗乳牙，到 2 岁 6 个月应基本出齐		

2岁1个月~2岁6个月宝宝心理发展指标

分类	项目	指标	记录
动作	站立	能单脚站立2秒	___月___日
	蹲下	能轻松的立定蹲下	___月___日
	上下楼梯	能双脚交替上下楼梯，能从楼梯末级跳下	___月___日
	奔跑	能后退、侧走和奔跑，能迈过低矮的障碍物	___月___日
	骑车	会骑三轮童车	___月___日
	扔抛球	能将球朝一定的方向滚，能将球用力往远处扔	___月___日
	取物	会转动门把手，旋开瓶盖取物	___月___日
	翻书	学着一页一页翻书	___月___日
	画线	能用大号蜡笔涂涂画画，自己画垂直线、水平线	___月___日
认知	比较	知道"大、小""多、少""上、下"，会比较多少、长短、大小	___月___日
	折纸	会捏、团、撕，能随意折纸	___月___日
	口数	能数到10	___月___日
	以物代物	游戏时能用物体或自己的身体部位代表其他物体（如手指当牙刷）	___月___日
	颜色分辨	知道红色，并能正确指认；喜欢艳丽明快的颜色；喜欢玩橡皮泥	___月___日
	认识图形	会指认圆形、方形和三角形	___月___日

分类	项目	指标	记录
语言	理解	会用"你""我""他"，会用连续词"和""跟"，会使用副词"很""最"，会用几个"形容词"	__月__日
		开始理解事件发生的前后顺序	__月__日
	表达	能说出常见物品的名称和用途，词汇量发展迅速，会使用七八个词组成的句子进行简单的叙述	__月__日
		会背诵简单的儿歌，且发音基本正确	__月__日
		听完故事能说出讲的是什么人、什么事	__月__日
情感与社会性	情感	初步意识他人的情绪，开始表达自己的情感	__月__日
		会发脾气，常用"不"表示独立	__月__日
	社会性	有简单的是非观念，知道打人、咬人、抓人不好	__月__日
		知道自己的全名，用"我"来表示自己	__月__日
		和同伴一起玩简单的游戏，会相互模仿，有模糊的角色装扮意识	__月__日
生活自理	盥洗	在成人提醒下如厕，学着自己洗手、擦脸	__月__日
	穿脱衣物	学着自己穿鞋、解衣扣、拉拉链	__月__日

宝宝成长日记

● 在这里记下宝宝的成长故事：

请贴上
宝宝的照片

Chapter 2

2 岁 7 个月 ~ 2 岁 12 个月

- 2 岁 7 个月 ~ 2 岁 12 个月宝宝的发展特点
- 2 岁 7 个月 ~ 2 岁 12 个月宝宝的养育指南
- 2 岁 7 个月 ~ 2 岁 9 个月宝宝的学习与教育指南
- 给爸爸妈妈的建议（针对 2 岁 7 个月 ~ 2 岁 9 个月宝宝）
- 2 岁 10 个月 ~ 2 岁 12 个月宝宝的学习与教育指南
- 给爸爸妈妈的建议（针对 2 岁 10 个月 ~ 2 岁 12 个月宝宝）
- 宝宝成长档案

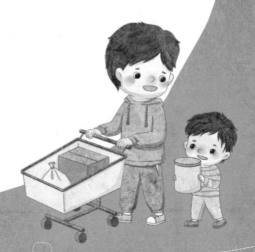

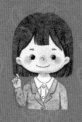

一、2岁7个月～2岁12个月宝宝的发展特点

2岁半到3岁的宝宝自我意识明显增强，"我做的！（让我做）"是这个年龄孩子最常说的一句话，他们用这句话强烈地显示"我"的存在和能力。下面我们来看看他们发展的特点。

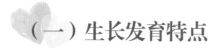 （一）生长发育特点

1. 身高和体重

这个年龄阶段的宝宝，身高、体重均仍处于较慢的生长阶段，但身高增长的速度相对快于体重增长的速度，即使原来胖乎乎的宝宝，现在也开始"苗条"起来。进入3岁，男孩平均身高约为97.5厘米，女孩平均身高约为96.2厘米；男孩平均体重约为14.6千克；女孩平均体重约为14.1千克。宝宝的身体已经非常强壮，对疾病的抵抗力也增强了很多。

发育指标	男孩	女孩
平均身高/厘米	97.5	96.2
平均体重/千克	14.6	14.1

本阶段宝宝的行动姿势也会发生很大的变化。矮胖、幼稚的外观部分是因行动姿势造成的，特别是鼓出的腹部和凹进的腰部。但随着肌肉张力的改善，宝宝的姿势变得更加直立，将形成更高、更瘦、更强壮的外表。

记住，在2岁半以后，同龄宝宝身高和体重的差异会非常大，因此不要花费太多的时间把你的宝宝与其他宝宝进行比较。只要他按照自己独特的生长速度发育，就没有必要担心。

2.头围和胸围

虽然宝宝的生长速度在2.5~3岁减慢，然而他的身体还会继续发生变化。最大的变化是身体各部分的比例：婴儿时头相对较大，腿和胳膊相对较短；目前头部的生长速度减慢，从第2年一年生长2厘米，到以后10年内生长2~4.4厘米。此时，男孩平均头围约49.3厘米，女孩平均头围约48.5厘米。

胸围的增长速度比头围稍快，胸围超过头围的厘米数约为年龄数减1。到3岁时，男孩平均胸围约为51.7厘米，女孩平均胸围约为50.7厘米。

发育指标	男孩	女孩
平均头围 / 厘米	49.3	48.5
平均胸围 / 厘米	51.7	50.7

3.脑的发育

2岁半的宝宝大脑重量已达到1050克左右，约为成人脑重的78%（成人脑重为1350~1400克）。大脑细胞和神经纤维迅速增长，此时活动时间明显增多，睡眠时间已减少到 10 ～ 13 小时。到 3 岁时，脑重已接近成人脑重的 80%。能够维持身体的平衡和动作的准确性。脑功能日益复杂化、成熟化，神经细胞体积增大，脑机能逐步发挥作用。

4. 牙齿

20 颗乳牙长齐，牙齿间缝隙逐渐变小，齿列更加整齐。

（二）心理发展特点

1. 动作发展

- 喜欢玩拖拉玩具和发出声响的玩具。
- 喜欢填塞、投掷和滚动东西。
- 手指能做出更精巧的动作。
- 能更好地控制大小便。

2. 认知发展

- 能注意事情发生的先后顺序：第一和最后，之前和之后。
- 会对颜色进行配对。
- 喜欢每天听相同的故事。
- 喜欢玩角色游戏。
- 会竖起两个手指，表示年龄。
- 给孩子阅读他喜欢的故事时，如果漏掉一页，他会注意到。
- 慢慢开始学习时间：昨天、今天和明天。
- 会把积木往上和往旁边叠放，搭建出简单的作品。

3. 语言发展

- 说话已比较清楚，能了解人们所说的内容。
- 对各种物体发出的声音都非常感兴趣。
- 喜欢问"是什么""用来做什么"这类问题。
- 喜欢唱歌。
- 会正确而有条理地说三四个字词的句子，如"我上车""我要帽帽"等。
- 能说出自己的名字。

4. 情绪和社会性发展

- 能一个人很好地玩，喜欢看别的孩子玩。
- 能接受其他孩子，但和别的孩子玩时，常常因为得不到某些东西而咬或打玩具。
- 喜欢抢玩具。
- 喜欢听用他名字编的故事，喜欢听他在小婴儿时的情形。
- 会坚持某些行为。
- 非常重视"我的"东西。
- 会复述简单的故事和儿歌。
- 喜欢手指游戏和律动（随音乐做韵律动作）。

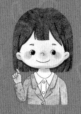

二、2岁7个月～2岁 12个月宝宝的养育指南

（一）育儿要点

- 欣赏宝宝好的行为。
- 告诉宝宝"该做什么"比"不做什么"更好。
- 让宝宝在有限的范围内进行合理的选择。如宝宝不肯吃药时，可让他在打针和吃药之间选择。
- 培养宝宝迅速适应新环境的能力。
- 不能放纵宝宝的危险性和破坏性行为。
- 当宝宝的行为有损自己的健康和危及家庭用品时，改变情境比要求宝宝改变行为更好。如宝宝不听劝说，不停地拿糖吃，与其呵斥宝宝，不如赶快把糖盒藏起来。
- 经常对宝宝说"让我们一起做"或者"你来帮我做"，尽量少说"你不能做""不，让我来做"。

（二）营养与喂养

1. 宝宝主要需要的营养

此阶段的宝宝牙齿已出齐，开始体验到咀嚼的乐趣，喜欢吃干的食物，不爱吃粥和汤面条了。为了顺应宝宝饮食习惯的变化，家长要提供给宝宝合理的饮食。比如，多给宝宝吃一些成形的食物，如饼、面包、包子、水果等，少些流质食物。但是要注意，在吃这些较干的食物时，不能让宝宝吃得过多，并且还必须让宝宝细嚼慢咽，这样才有助于消化，并且也不会使宝宝摄入的食物过多，导致发胖。

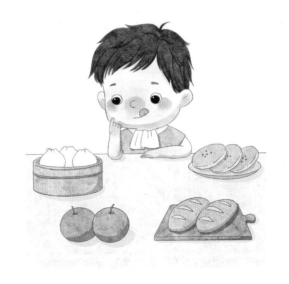

2. 宝宝食物多样化

我们每天吃的食物种类非常多，不仅要有鱼、肉、蛋和豆制品，还要有水果和蔬菜。但不同的食物所含的营养素是不完全相同的，有些含蛋白质多，有些含碳水化合物多，有些含纤维素多……为了保证宝宝营养均衡，家长首先要了解各种食物的营养特点，对各种荤素菜及水果应根据时令，从实际出发，科学搭配，合理选择。

3. 不要盲目给宝宝补充高蛋白食物

一些家长在给宝宝选择食物时，有一些认识上的误区，认为虾、螃蟹、鱼、肉最有营养，宝宝也喜欢吃这些食物，就每天做给宝宝吃。

其实，我们平时所说的某种食物有营养，这都是相对而言的。虾、螃蟹、鱼、肉营养好，实际上是指它的蛋白质和一些矿物质的营养价值高，而并非是全营养食品，如它不含维生素 C，而且维生素 B1、维生素 B2、维生素 D、碳水化合物的含量都很低。如果宝宝大量吃这些高蛋白的食品会带来一系列问题：营养过剩，脂肪摄入过多，患单纯性肥胖症；造成营养不良，如患维生素 D、维生素 C、维生素 B1 或维生素 B2 缺乏症；加重宝宝消化器官的负担。

4. 教育宝宝不挑食

宝宝的挑食现象很普遍，是成长发育过程中的一种正常的阶段性现象。当宝宝一开始不喜欢吃某种食物时，不应轻易放弃，也不要强迫进食。

强迫进食或者大声斥责，会给宝宝留下不愉快的印象，宝宝会因此形成条件反射，把吃饭当成"苦差事"。因此，父母在态度上一定不要急躁，要从宝宝很小的时候就注意宝宝的饮食习惯，对于挑食的宝宝要剖析其原因，以便对症下药。爸爸妈妈可以通过以下方式引导宝宝纠正不良的饮食习惯：

（1）父母言传身教。平时爸爸妈妈可经常在宝宝面前吃一些宝宝不太爱吃的食物。爸爸妈妈在吃的过程中还要表现出特别喜欢吃的样子，这样宝宝潜意识里会认为这些食物很好吃，因为爸爸妈妈都喜欢吃。长此以往，宝宝慢慢会喜欢上本来不喜欢的食物。

（2）告诉宝宝食物的价值。每种食物都有其独特的营养价值，父母不妨对宝宝不爱吃的食物加以研究，了解它对宝宝生长发育的作用，并耐心跟宝宝讲解这些食物对他有什么好处。例如宝宝不吃胡萝卜，妈妈可以告诉他："吃胡萝卜对眼睛好。"

（3）巧妙搭配食物。针对挑食的宝宝，爸爸妈妈可以巧妙地搭配各种食物，把宝宝喜欢的和不喜欢的食物进行"完美组合"，也可将宝宝不爱吃的食物来个"大变身"，以唤起宝宝的食欲，使他乐于尝试各种食物。

（4）表扬、鼓励。父母要善于当面表扬宝宝在饮食方面的进步，如果宝宝某次吃了他平时不爱吃的东西，父母要给予鼓励，让宝宝更好地坚持下去。

（5）添量喂养。父母可以在不告之的情况下，采用少量添加或逐步添加喂养的形式，在宝宝的日常食物中少量添加他挑剔的食物，让宝宝顺其自然地接受这些食物。

（6）少吃膨化食物。膨化食品主要是由面粉、大米、玉米、土豆等食物为原料，经油炸、加热等工艺处理，使其膨胀做成的。它的主要成分是碳水化合物、脂肪，属于"五高一多"的食物，即高碳水化合物、高脂、高热量、高盐、高糖、多味精。这类零食不宜多吃，要加以控制，尤其不要在饭前大量吃。

5. 如何安排宝宝的早餐

对于宝宝来说，早餐是一天之中最重要的一餐，因此，家长必须注意宝宝早餐的营养。宝宝理想的早餐包括以下食物：

蛋白质	如花生酱、奶、蛋等，这些都是宝宝成长发育所需要的食物。
乳制品	牛乳、酸奶等乳制品不仅营养丰富，还是钙的来源。
复合糖类	如麦片、面包等，如果宝宝每天因为吃同一种食物而厌烦，父母不妨时常变换一下。
水果、蔬菜	水果、蔬菜富含维生素C，对宝宝的健康大有益处。

6. 辅食正餐期食谱

营养紫菜饭

〈原料〉

大米 1 小碗，烤好的调味紫菜 1 张，芝麻 1/2 小匙。

〈做法〉

①剪碎烤脆的调味紫菜，大米饭里放芝麻充分搅拌。

②把芝麻和大米饭捏成圆的饭团。

③盘子里装上紫菜碎，再将饭团在紫菜碎上滚动即可。

瘦肉炒芹菜

〈原料〉

猪瘦肉 50 克，芹菜 15 克，盐 1 小匙，姜丝适量，淀粉水、植物油各 1 大匙。

〈做法〉

①猪瘦肉切丝，加少许盐、淀粉水上浆。芹菜择洗干净，芹菜梗切丝。

②炒锅烧热，加植物油，三成热时下姜丝、肉丝翻炒，再放入芹菜丝、盐，翻炒至芹菜炒熟即可。

平菇炒肉

〈原料〉

鲜平菇 300 克，猪瘦肉 100 克，葱花、姜片各 25 克，精盐、白糖各 1 小匙，香油适量，葱油、鲜汤各 3 大匙。

〈做法〉

①将猪肉去除筋膜，用清水洗净，切成小片；鲜平菇洗净，撕成片。

②起锅点火，加入葱油烧热，下入葱花、姜片炒香，再放入肉片煸炒至变色。

③下入平菇，加入精盐、白糖、鲜汤烧至入味，淋入香油，即可出锅装盘。

胡萝卜烩豆角

〈原料〉

豆角200克，胡萝卜1/3根，蒜两瓣，植物油、盐、高汤各适量。

〈做法〉

①豆角斜切成小条，蒜切片。

②胡萝卜洗净，去皮，切细条。

③锅置火上，放入植物油，用蒜片爆香，加入豆角、胡萝卜，加盐翻炒1分钟后，加少量高汤，用中火焖5分钟即可。

银锭包金

〈原料〉

香蕉1根，鸡蛋1个，盐少许，植物油适量。

〈做法〉

①将鸡蛋打散，放盐少许；香蕉切小块，备用。

②锅置火上，锅内放植物油烧至温热，香蕉块裹上鸡蛋液放入油锅略炸即可。

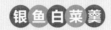

银鱼白菜羹

〈原料〉

白菜100克，银鱼20克，胡萝卜1根，盐、淀粉各少许，高汤适量。

〈做法〉

①将大白菜切丝用油炒软，加盐、高汤烧开，胡萝卜刨丝同烧。

②待大白菜、胡萝卜软烂时，将银鱼加入同煮至熟软，再加入淀粉勾芡即可。

〈原料〉

面条50克，菠菜1根，植物油、高汤各适量，酱油、盐、葱、香油各少许。

〈做法〉

①锅置火上，将植物油放在锅里，放葱花爆香，加入酱油、盐翻炒。

②锅里倒入高汤，开锅后放入面条，面条煮烂滴入香油即可。

〈原料〉

白菜心1根，笋片50克，植物油、高汤各适量，葱花、盐、淀粉水各少许。

〈做法〉

①将白菜心、笋片洗净后切成小段，在开水中焯一下。

②锅置火上放入植物油，油热后用葱花爆香，再放入高汤。随后放入白菜心、笋片，锅开后放盐，再用淀粉水勾芡即可。

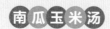

〈原料〉

小南瓜1/2个，玉米1根，牛奶适量，植物油1/2小匙，糖4小匙，精盐1小匙。

〈做法〉

①把南瓜、玉米洗净，切成薄片，放入锅中，添1杯水，加精盐、糖以及植物油，并在文火上煮25～30分钟。

②把煮好的南瓜和玉米用热牛奶稀释，最后调味即成。

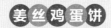

〈原料〉

鸡蛋1个，姜10克，面粉少许。

〈做法〉

①将鸡蛋敲开个小孔，沥出蛋清，留蛋黄。姜切成细丝。

②将蛋黄、少许面粉、姜丝和在一起，搅拌后压成饼，上屉蒸熟即可。

7. 培养宝宝良好的饮水习惯

宝宝饮水时应以温开水为主，不宜多喝果汁饮料，因为果汁饮料中含有丰富的果糖，过量的果糖会阻碍机体吸收微量元素——铜。铜是人体所必需的元素，宝宝缺铜会埋下冠心病的隐患。此外，铜参与体内铁的代谢，使不易吸收的二价铁氧化成为容易吸收的三价铁。因此缺铜也会造成贫血，这种贫血靠单纯补铁难以改善。

果汁饮料中还含有枸橼酸和色素。枸橼酸易使血钙降低，诱发多动症。色素会干扰多种酶的功能，从而影响蛋白质、脂肪和糖的代谢，不利于宝宝的生长发育。

医学专家还发现，过多饮用果汁饮料必然会少饮或不饮白开水。而自然冷却的白开水最容易参与和促进人体新陈代谢，增强免疫功能，提高抗病能力，因此，应鼓励宝宝多喝白开水。同时，应培养宝宝良好的饮水习惯：

（1）**饭前不喝水**。饭前喝水可使胃酸稀释，不利于食物消化，而且胃部有饱胀感，影响食欲。

（2）**睡前不喝水**。2~3岁的宝宝还没有养成晚上自己排尿的习惯，大量喝水容易遗尿，也会影响睡眠质量。

（3）**不喝冰水**。大量喝冰水容易引起胃黏膜血管收缩，影响消化，还能刺激胃肠蠕动加快，出现肠痉挛，引起阵阵腹痛。

（4）**不喝生水**。喝生水会引发胃肠道疾病，如细菌性痢疾等。

（5）**喝水不宜过快**。如果一口气喝完一大杯水，不仅会造成急性胃扩张，而且不利于水的吸收。

8. 宝宝进餐有讲究

（1）**安静、愉快的进餐氛围**。每次进餐时要为幼儿提供清洁整齐、安静舒适、光线明亮的进餐环境。轻松愉快、空气新鲜、气氛和谐的环境有利于提高食欲，增加进食量。吃饭时精神不集中，边吃边玩，会影响食欲。进餐时，不处理其他问题，使宝宝保持愉快的心情，让宝宝吃好、吃饱。

（2）**固定的进餐地点**。固定地方，准备好合适的餐桌、椅子、餐具等，固定成员喂饭，或者看着他自己吃饭。吃饭要"一心一意"，不要边吃边玩，不要边看电视边吃饭，否则会形成一顿饭要吃很长时间的不良习惯。这是一条父母必须坚持的进餐原则，不得向宝宝妥协。

（3）**定时定量的习惯**。宝宝每天的进餐时间最好要准时，从小养成规律进餐的习惯，这样可使宝宝的大脑形成条件反射。一到吃饭时间，中枢神经就开始兴奋，消化液开始分泌，产生食欲。

宝宝进食的多少主要取决于宝宝的活动量和生长得快慢。每餐的进食量应相对稳定，如果每次饭后尚未到就餐时间宝宝就喊饿，可适当给宝宝每顿增加一些食物；如果宝宝每次吃饭都吃不完，也不要强迫宝宝，可酌情减少一些；如果宝宝偶尔食量减少也不要强迫进食，避免宝宝出现厌食情绪。

（4）**专心吃饭的习惯**。开饭前 10 分钟，先给宝宝洗好手，坐在为他准备的小椅子上，让他放下手中的玩具，做好吃饭的心理准备。不要让宝宝边吃边玩，甚至大人追着喂饭。这些不良的行为习惯会分散宝宝的注意力，影响消化吸收。

（5）**培养独立进餐的习惯**。独立进餐会让宝宝感到高兴，他会为自己独立进餐而产生成就感和自信心，这对培养宝宝吃饭的兴趣大有帮助。大人不要因为怕宝宝将饭吃得到处都是或将衣服、房间弄脏了而采用"填鸭式"的喂养方式，否则会使宝宝被动地接受食物，不利于消化。

（6）**养成细嚼慢咽的习惯**。 要鼓励宝宝多咀嚼，并学会用两侧牙齿交替吃东西。因为饭菜在口里多嚼一嚼，能使食物跟唾液充分拌匀，唾液中的消化酶能帮助食物进行初步的消化，而且能使胃肠充分分泌各种消化液，这样有助于食物的充分消化和吸收，可减轻胃肠道负担。此外，还可以促进宝宝两侧面部肌肉、颌骨的发育，增加牙齿和牙周的抵抗力，增加宝宝的食欲。不要鼓励宝宝快吃饭，更不提倡宝宝之间比赛看谁吃得快。

（7）**养成文明的饮食礼仪**。进餐时懂礼貌，不挑食偏食、爱惜粮食、不洒饭、不一边说话一边吃饭或玩耍等好的饮食礼仪，对宝宝良好行为的培养是很重要的。

9. 宝宝怎样吃零食

宝宝吃零食能增加生活的乐趣，也是生理的需要。只有适时、适当、适量、合理地选择零食，才能对宝宝的生长发育起到有益的作用。

要养成少吃或不吃零食的习惯。

宝宝整天被小食品、冷饮、饮料包围，会影响正常的一日三餐。长此以往，会造成宝宝吃饭的时候不好好吃饭，饭后吃许多零食，挑食、偏食等不良饮食习惯。

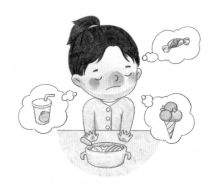

宝宝的零食安排在两餐之间吃，不要安排在饭前吃。

一点零食也不给宝宝吃，是不大可能的，但要做到适当，让零食既起到补充营养的作用，又不影响吃正餐。这就要掌握好吃零食的时间、吃零食的量和对零食的选择。零食一般可以在饭后或两餐中间加食；零食的量要少，吃一点调剂口味，不影响进食量；零食的选择最好以水果为主，饭后吃水果既能帮助消化，又能补充各种维生素，每天可以吃 1 ~ 2 次。

10. 宝宝不宜多吃果冻

五颜六色的果冻，造型美观，吃到嘴里酸甜适口，特别受小朋友们的喜爱，但宝宝不宜多食。

果冻不是用水果汁制成的，而是用增稠剂（海藻酸钠、琼脂、明胶、卡拉胶等）加入少量人工合成的香精、人工着色剂、甜味剂、酸味剂配制而成的。上述物质虽然都是来源于海藻和陆生植物，但在提取过程中经过酸、碱、漂白等工艺处理，其原有的维生素、矿物质等营养成分大多已流失。海藻酸钠、琼脂等属膳食纤维类，食入过多会影响机体对脂肪、蛋白质的吸收，尤其是与铁、锌等无机盐结合成可溶性或不可溶性混合物，从而降低机体对这些微量元素的吸收和利用。果冻在加工制作过程中，还加入了人工合成色素、食用香精、甜味剂、酸味剂等，这些辅料对宝宝的生长发育和健康没有益处。另外，果冻是软滑而有弹性的食物，易破碎但不易融化，一旦进入气管，可随器官舒缩变形，易阻塞气管而发生窒息。因此，宝宝不宜多食果冻。

（三）卫生与保健

1. 婴幼儿冬天尽量避免穿三类鞋

寒冷的冬季，很多家长为宝宝选购鞋子时会将重点放在保暖性上，却常常忽视了鞋子对宝宝足部发育的影响。中国儿童少年基金会一项调查显示，91% 的儿童穿鞋不当，83% 的成人对孩子的穿鞋问题不够重视。全球儿童安全组织中国区首席代表崔民彦提醒：1 ～ 3 岁是宝宝学习走路和足部发育的关键时期，长期穿着对足部发育有不良影响的鞋子可能导致宝宝出现扁平足、足内翻等足部畸形。以下三类鞋最好不要给宝宝穿：

（1）**雪地靴**。雪地靴大多鞋头肥大且鞋底过平，由于皮毛支撑力不足，会减少宝宝的足部抓地感，足弓无法得到支撑，宝宝的脚很容易在鞋子里来回滑动，每走一步都要对抗向前的滑力，长期穿会加重足弓负担，不仅会造成宝宝脚痛，还可能导致扁平足和内八字。另外，雪地靴材质较软，难以起到保护脚面和踝关节作用，且透气性较差，宝宝生性好动，排汗不及时不仅会导致脚潮湿不舒服，还容易出现脚气。

（2）**毛毛虫鞋**。毛毛虫鞋是指造型如同毛毛虫一样的运动鞋，因其柔软舒适、穿脱方便，成了很多家长和孩子喜爱的网红鞋。实际上，毛毛虫鞋的"一脚蹬"设计，并不适合所有宝宝的脚型。而且它的鞋头设计是上翘的，会使得宝宝的脚一直保持上翘状态，前脚掌即足弓前支点始终受力，影响足弓发育。

（3）**棉拖鞋**。棉拖鞋没有后跟，走路时要用力用脚趾抓地，导致足底肌肉紧绷，身体重心倾斜到前脚掌，足弓关节处会过度受力，增加膝关节、骨盆和脊椎肌肉的疲劳，影响宝宝足弓、脚部甚至骨骼发育，还会增加宝宝摔倒的风险。

2. 如何为宝宝选择鞋袜

在鞋的尺寸方面，宝宝的鞋过大过小都会影响活动，所以宝宝鞋的尺寸，应比脚长出 0.5 ~ 1 厘米，不挤脚即可。

宝宝宜穿防滑、有弹性的软底鞋。高跟鞋、硬底的皮鞋不适合宝宝穿。不要给宝宝穿长鞋带的鞋，以免被松散的鞋带绊倒。

鞋的式样应宽松，鞋的前部应比宝宝的足趾略宽，鞋后跟以高 8 毫米为宜，便于宝宝的脚活动。宝宝的袜子要选择柔软、透气、吸汗的棉袜。袜筒不宜太长、太紧，要便于穿脱。

3. 宝宝尿床的预防

此阶段大多数的宝宝不会晚上尿床了，可有些宝宝可能还会尿床。对于宝宝尿床，成人不应该责备和打骂，而是找找宝宝尿床的原因，对症下药。

下午 6 点之后避免再大量饮水，避免吃西瓜等含水量较高的水果，以及在睡前喝牛奶或其他液体食物，以免夜间尿床。

也可以采用一些手段来"扼制"宝宝尿床，如睡前引导宝宝尿干净再让他入睡。

夜间可以用尿湿报警器，当宝宝有点滴尿排出来时响铃报警，使爸爸妈妈和宝宝都会觉醒而不致尿床。如果一连几晚都在同一时间报警就会出现条件反射，使宝宝不会因睡得太熟而尿床。当然，宝宝尿床一般都是暂时的，随着宝宝的心智发育和泌尿器官的发育成熟，宝宝会逐渐不再尿床。所以只要不是疾病导致的尿床，爸爸妈妈无须担心。

4. 宝宝穿衣护理

常言道："春捂秋冻。"何为"春捂"与"秋冻"？这对于宝宝来说合适吗？"春捂"怎么"捂"？"秋冻"怎么"冻"？妈妈要如何掌握其中的度？

"春捂"：

春季气温刚转暖，不要过早脱掉棉衣，以免气温下降，难以适应，使身体抵抗力下降，病菌乘虚袭击机体，容易引发各种呼吸系统疾病及冬春季传染病。"捂"是个相对的概念，应当根据室外温度来增减衣服，不是穿得越暖和越好。春季，宝宝在户外的活动量加大，穿得过多容易出汗，一遇冷风会导致感冒。最好在此基础上进行少穿训练，增强宝宝对外界气流变化的适应能力，提高身体免疫力。

"秋冻"：

秋季气温稍凉爽，不要过早过多地增加衣服。"薄衣之法，当从秋习之"，"薄衣"的习惯应从秋天开始养成，慢慢适应，到冬季再添加衣服即可，这样既锻炼了宝宝的耐寒力，又不致使其受风寒。

5. 在家在外不同 "捂"

宝宝刚刚睡醒时，不要立刻抱到户外去，应该让宝宝在室内活动一会儿，如果宝宝从室外进入有暖气的房间，最好提前给他脱掉外套。当宝宝玩得满身大汗时，千万不要立刻脱衣服，应该把汗擦干，待汗水完全下去时再脱衣服。

在太阳出来后或中午气温有所回升时开窗，避免宝宝小脚受凉，袜子也可以穿得稍厚一点。如果春季气温较低，也应打开空调使室内温度适当高一点。而且宝宝睡觉时更易感冒，因此最好不要穿得过多或被子盖得过厚。

6. "春捂" 四大纪律

（1）捂重点。这主要从以下几个方面展开讲：

背暖：保持背部的 "适当温暖" 可以预防疾病，减少感冒的机会。"适当温暖"，就是不可 "过暖"，过暖则背部出汗多，反而因背湿凉而患病。

肚暖：肚子是脾胃之所，保持肚暖即保护脾胃。宝宝常脾胃不足，当冷空气直接刺激腹部，宝宝就会肚子痛，从而损伤脾胃功能、使脾胃不能正常稳定地运转，影响到消化吸收，且不能把营养物质有效输送至全身各个器官。睡觉时围上肚兜，是保持肚暖的好方法。

足暖：脚部是阴阳经穴交会之处，皮肤神经末梢丰富，是对外界最为敏感的地方。宝宝的手脚保持温暖，才能保证身体适应外界气候的变化。

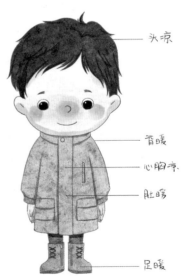

头凉
背暖
心胸凉
肚暖
足暖

头凉：从生理学的角度来讲，宝宝经由体表散发的热量，有 1/3 是由头部发散，头热容易导致心烦头晕而神昏。中医认为，头部最容易"上火"，宝宝患病更是头先热。如果宝宝保持头凉、足暖，则必定神清气爽，气血循环顺畅。

心胸凉：穿着过于厚重臃肿，会压迫到胸部，影响正常的呼吸与心脏功能。穿着过厚，还容易造成心烦与内热。

（2）捂多久。气温回冷增加的衣物，在气温回升后也不能立即就脱掉，最好再捂 7 天左右，小宝宝免疫力弱的话，最好捂 14 天以上以便身体适应。

（3）明确气温。当昼夜温差大于 8℃时就需要捂一捂了。而 15℃则可以视为捂与不捂的临界温度。也就是说，当气温持续在 15℃以上且相对稳定时，就可以不捂了。

（4）把握时机。"春捂"要把握时机，因为许多疾病如感冒、消化不良等的发病高峰与冷空气南下和降温持续的时间密切相关，在冷空气到来前 24 ~ 48 小时是"春捂"的最佳时机。因此，妈妈在冷空气来临的前一两天就要适当给宝宝增添衣物了。

7."秋冻"有个度

万事皆有个度，"秋冻"也不例外，尤其是深秋之后，早晚外界气温偏低，而午间气温偏高，这时要注意及时适当增减衣服，以防身体过冷而着凉生病或过热出汗而感冒。每年的秋冬季节之所以呼吸道疾病高发，是因为气温变化大，同时与衣着调适不当也有很大的关系。特别是体弱多病的小朋友，不宜盲目地进行"秋冻"，重点是要做好防寒保暖工作，以便平安度过"多事之秋"和严寒的冬季。

（1）不要过早过度添衣保暖。在秋季，宝宝比成人更易患病，不过，这种功能和能力可以通过日常生活对冷环境的逐渐适应加以提高。但不要过早过度添衣保暖，使宝宝有暴露于冷环境的机会，这样在逐渐变冷的环境中经过一定时间的锻炼，促进身体的物质代谢而增加产热量，从而有效提高机体对气候变化的适应性。

（2）**多到室外活动**。如果天气不错，宝宝就要多到室外活动，运动不仅可以促进血液循环，而且可以促进消化和吸收，加强呼吸系统与新陈代谢的功能，还可以提高机体的免疫力，增强肌肉的耐寒及抗寒能力。

（3）**要用冷水洗手洗脸**。小朋友还要从秋天开始进行其他的耐寒锻炼，以进一步提高机体的冷适应能力。最简单的方法是养成用冷水洗手、洗脸的习惯。由于这是一个逐渐降温的过程，小朋友一般都能适应，并且效果显著。

（4）**南北气候有别，应因地而异**。我国南北方气候差异较大。南方秋凉来得较晚，昼夜温差变化不大，甚至入冬后也不太冷，因此不必过早添衣，应适当延长"秋冻"的时间；而北方秋凉来得较早，昼夜温差变化大，早晚气温较低时应及时增添衣物，以防着凉。

（5）**因时而异，看"天"行事**。宝宝为稚阴稚阳之体，正处在生长发育阶段，自身调节能力较差，遇到寒冷刺激，身体不能很快适应，感受风寒邪气后，极易诱发上呼吸道感染、急性支气管炎、肺炎等。所以，在宝宝"秋冻"问题上应当慎之又慎。

（四）预防疾病

1. 容易患感冒的宝宝

据有关调查分析，有过敏史的宝宝、衣服穿得薄厚不合适的宝宝、食欲差的宝宝较容易感冒。

对过敏体质的宝宝要特别注意护理。有的宝宝一早醒来就连打十多个喷嚏，很像感冒，可过一会儿宝宝就没事了，这其实是过敏性鼻炎。其他常见的过敏性疾病有宝宝湿疹（奶癣）、荨麻疹（风疹块）、哮喘等。有的宝宝对某些药物（如青霉素）和某些食物也会产生过敏。

不少年轻的母亲总认为只要宝宝不受凉就不生病，所以就习惯给宝宝多穿衣服。但是宝宝穿衣过多，出汗也多，汗是为了散热降温，而寒冷的冬天出大汗等于大降温，是极易着凉的。父母要本着"手暖为不冷，颈后无汗为不热"的原则为宝宝添减衣服。

宝宝食欲不好，营养较差，自然易患感冒。但据专家调查，表现出食欲差的多数宝宝是饮食习惯差，父母应该逐渐调整宝宝的饮食习惯。

一般来说，1～3岁的宝宝比较容易生病。4岁是一个重要的分界线，随着年龄的增长，宝宝自身的免疫力也逐渐增强，患病率就会越来越低。

2. 宝宝咳嗽后的饮食注意事项

宝宝患呼吸道感染、麻疹、流感、百日咳等病时，常伴有咳嗽症状。这期间饮食要注意以下几点：

● 孩子生病时不建议吃补药，尤其是咳嗽剧烈时，不推荐吃党参、太子参、黄芪之类的补药。

● 咳嗽期间的饮食以清淡、易消化吸收为主，避免增加胃肠道负担。不建议给宝宝吃大鱼大肉，可能会造成积食，加重脾胃负担，使原来的疾病更加复杂，不利于病情恢复。

● 所谓"性寒饮冷伤肺"，生病期间，要注意少给宝宝吃寒凉的食物，不要过食水果。

● 如果孩子本身属于过敏体质，咳嗽期间尽量减少海鲜、鸡蛋等的摄入，避免诱发过敏反应。

爸爸妈妈也可以根据宝宝咳嗽的情况，给宝宝熬点梨粥、冰糖萝卜汁等。

梨粥

〈原料〉

鸭梨1个半，大米100克。

〈做法〉

把鸭梨洗干净切碎，加水适量煎煮30分钟，捞去梨渣。再加入淘洗干净的大米，煮成粥，趁温食用。

● 本方有清热、宣肺、化痰之功。适用于宝宝肺热咳嗽、食欲不振、发热、口干等症状。

冰糖萝卜汁

〈原料〉

白萝卜、冰糖

〈做法〉

白萝卜洗干净，以洁净纱布绞汁。每次取白萝卜汁30毫升，加冰糖适量，再加沸水适量，搅匀，每日服三次。

● 本方有顺气止咳，润肺化痰之效。可适用宝宝百日咳（初期、顿咳期、恢复期）的辅助治疗，效果较佳。

川贝杏仁饮

〈原料〉

川贝母6克、杏仁3克、冰糖适量。

〈做法〉

将川贝母洗净，杏仁去皮洗净，把川贝母、杏仁放入锅内，加清水适量。用武火（大火）烧沸，再放入冰糖，转用文火（小火）煮30分钟即成，每日临睡前服一次。

● 本品有通宣理肺、化痰止咳之作用，可用于咳嗽不止、痰鸣夜重等症。

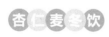

<原料>

杏仁6克、麦冬10克、蜂蜜适量。

<做法>

将杏仁去皮打碎，麦冬洗净。杏仁、麦冬放入锅内，加清水适量。用武火烧沸后，转用文火煮5分钟，去渣，留汁即成。服用时适量加入蜂蜜即可。

● 本品有养阴生津、清肺润燥之妙，可缓解干咳、咽喉干痛等症状。

3. 窒息的预防与处理

这时期的宝宝，喉头对异物刺激的保护性咳嗽反射能力差，吃饭时哭泣或大笑，都有可能将未嚼完的食物呛入气管。还有的宝宝喜欢将小的物体含在口中，这也是非常危险的，万一不小心所含之物呛入宝宝的呼吸器官，可能会有窒息的风险。

（1）窒息的预防。

● 不要让宝宝拿塑料袋玩耍，家中的大小塑料袋要放在宝宝拿不到的地方。

● 让宝宝远离窗帘、绳子、长的电话线等，不要让宝宝把它们当作玩具。

● 不要给宝宝玩玻璃球、豆子、扣子、瓜子等比较小的东西，吃桃、杏等瓜果时要先去核，吃鱼肉时帮宝宝去掉鱼刺，以防呛入气管引起窒息。

● 吃饭时不要让宝宝大声说话或让宝宝大哭大笑，也不要让宝宝边吃边玩。

（2）窒息的处理。

当宝宝出现窒息的紧急情况时，可能会有以下症状：难以说话或者不能发出声音，突然停止活动、不能呼吸，脸色发青或者嘴唇发紫，剧烈咳嗽或者哮喘。如果宝宝能够发声、咳嗽或哭泣，气道可能只是部分被阻塞，此时应鼓励孩子继续咳嗽以排出异物。但如果宝宝无法发声、咳嗽或哭泣，表明气道完全被堵塞，则需要立即采取行动，迅速拨打120，并通知周围的人寻求帮助。

在这里，主要讲讲针对2岁以上孩子因吞咽异物而窒息的应急处理办法——海姆立克急救法，以供参考：

①站在窒息者身后，抱住对方的腰部，一只手握拳，另一手抓住握拳的手。选择让孩子站在地上的方式进行会更顺畅，更省力。如果大人比孩子高很多，就采取跪的方式给孩子实施海姆立克急救法。

②将拳头放在窒息者肚脐和剑突之间的腹部，即肚脐上方约两指的位置。这个地方既有效，又没有骨头，降低因操作导致的肋骨骨折。

③两只手快速向内、向上挤压窒息者的腹部5次。必要时重复这个动作，直至异物排出。注意：向腹部冲击时，要果断有力，每次冲击完要放松环抱的手（不要将手和拳头分开），然后回到冲击前的位置再进行下一次冲击。

如果以上方法无法缓解孩子窒息情况，应尽快将儿童送往医疗机构寻求专业帮助。

4.骨折的预防和处理

骨折对于孩子较常见，如坐在自行车上，把脚伸进转动的车轮，可发生脚或小腿骨折；玩弄门窗可发生指骨骨折；伸手摸转动的电扇、骑滑板车等，也可能导致骨折。

（1）骨折的预防。

● 不要让宝宝从高处向下跳，特别是向坚硬的地面跳。

● 不要让宝宝爬到窗台或阳台的栏杆上玩耍。

● 用自行车带宝宝时，要安装带有脚蹬板的宝宝座椅，把宝宝的脚放在安全的位置，以免宝宝的脚被绞进转动的车轮。

● 家中的重物或户外的活动器械要固定好，防止松动、倒塌而伤到宝宝。

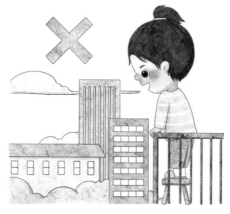

（2）骨折的处理。

如果只是手指或脚趾等部位骨折，宝宝会感觉非常疼痛，可以自行带宝宝去医院就诊。

如果发生更严重的骨折，如头部、肋骨、脊柱、四肢等部位骨折，需第一时间拨打120急救电话，让救护车迅速到现场进行

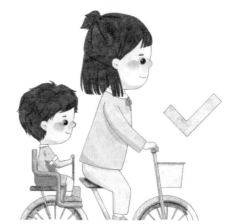

处置。如果救护车不能很快到现场，或者在一些特殊地点，需要自行将宝宝送到医院，那么在这个过程中一定要注意：照护者切不可因为担心、着急而抱着受伤的宝宝四处跑，这样不仅让宝宝一路颠簸，还会加重其疼痛；如果受伤部位表面有伤口、有出血，应立刻止血和包扎，以防造成失血性休克，加重病情；在移动宝宝之前一定要进行有效的固定，以防在转运过程中受到二次伤害。

如果是头部骨折，可能有昏迷现象，这时要让宝宝仰卧，头稍垫高，等待救护车到来。如需把宝宝送往医院时，可在头两侧放上沙袋或硬的枕头，将宝宝头部固定，避免加重头部骨折。

如果是肋骨骨折，且宝宝呼吸顺畅，可在宝宝深呼吸后胸廓缩小时，用宽布带缠绕胸部的断骨处，固定断肋以减少呼吸运动的幅度。若发现宝宝呼吸困难，可能是骨折刺伤肺部，这时不要固定肋骨，应尽快送医院抢救。

如果是脊柱受伤，切记不能随意移动宝宝，因为严重的脊柱伤是有生命危险的。需要专业人士亲自固定，或在专业人士的指导下进行固定和转运。禁止用床单兜抬，因为颈椎或者腰椎的扭转、吃力都容易造成二次损伤。

如果是四肢骨折，移动前需要找坚实的固定物进行固定。固定物要放在肢体的外侧，同时不要覆盖伤口；固定物的长度，上肢要超过两个关节，下肢最好超过三个关节。

（五）入园准备

宝宝到了 3 岁左右，已具备了一定的生活自理能力和学习能力，父母就要考虑送宝宝上幼儿园了。因为幼儿园有许多小朋友，有丰富多样的游戏活动，有受过专业训练的教师对不同年龄的宝宝实施不同的教育，这有助于培养宝宝独立的生活能力、良好的人际交往能力，使宝宝身心得到全面发展。

从家庭生活到幼儿园生活，对宝宝来说意味着要离开熟悉的环境和亲人，来到一个完全陌生的环境，生活方式也改变了，大多数宝宝不能立即适应幼儿园生活，常出现哭闹、不吃饭、不说话等行为，有的宝宝甚至因为情绪不好而生病。因此，父母要帮助宝宝做好入园前的准备工作。

1. 宝宝入园的心理准备

（1）**多让宝宝接触陌生人和陌生环境**。父母可有意地带宝宝到公园、游乐场等公共场所玩耍，让宝宝多与陌生人接触、多与同龄宝宝接触。

（2）**帮助宝宝了解幼儿园，熟悉幼儿园的环境**。父母在宝宝入园前可通过讲故事、念儿歌等多种形式，让宝宝知道幼儿园有许多可爱的小朋友，老师非常喜欢小朋友，并会带他们玩游戏，使宝宝心理上渴望上幼儿园，父母可提前带宝宝到幼儿园去玩耍，让宝宝看看小朋友是如何活动的，玩玩幼儿园的玩具，熟悉幼儿园的环境。

（3）**消除宝宝对幼儿园的恐惧心理**。平时的生活中，父母不要对宝宝讲"如果你不听话就把你送到幼儿园去"之类的话，把送宝宝上幼儿园作为一种惩罚手段，会使宝宝对幼儿园产生恐惧心理。

（4）**告诉宝宝上幼儿园的程序**。父母要让宝宝明白到幼儿园后，父母要去上班，不能和他待在一起，下午父母再去接他，不要哄骗宝宝。

（5）**入园前和宝宝举行一个仪式**。父母可以给宝宝买一件他喜欢的衣服，约定要高高兴兴地上幼儿园，如果邻居家的宝宝也要去上幼儿园，可以约他一起去。

（6）**带个安抚物品入园，缓解宝宝的焦虑**。入园初期，可与老师沟通好，让宝宝每天从家中带一个玩具或喜欢的物品，减轻宝宝与亲人分离的焦虑与痛苦。

2. 宝宝入园的能力准备

（1）**提前训练宝宝的自理能力**。在家中事先教会宝宝自己洗手、吃饭、入厕、穿脱衣服。幼儿园的宝宝多，教师有时不能照顾到每个宝宝，掌握必要的生活自理能力对宝宝非常重要。

（2）**注意宝宝的语言表达能力的培养**。要鼓励宝宝用语言清楚地表达自己的要求、想法和感受，父母在家中要避免使用一些只有自家人才能听得懂的语言和宝宝交流。

（3）**平时多注意培养宝宝使用礼貌用语的习惯**。成年人在与人交往时要说"您好"，对家中的长辈要称呼"您"，接受帮助时要说"谢谢"，分别时要说"再见"，宝宝接受别人赠送的礼物时要学会道谢。

（4）平时鼓励宝宝多与小朋友交往。人原本就是群居动物，与他人合作是人类的天性。这个时期，要引导宝宝，让他学着与他人融洽相处。父母要多带宝宝到外边玩耍，接触外面的人和事，鼓励宝宝与其他小朋友一起玩，在游戏中学会与人合作，学会容忍别人，培养宝宝的人际交往能力和集体观念。

3. 学会擦屁股

培养宝宝大便时，让宝宝自己解开裤子，蹲在便池或坐在马桶上大便，便后，让宝宝学着自己擦屁股。开始练习时，家人可以在旁边监督，但不要代替宝宝做。让宝宝自己拿手纸擦，若不能擦干净，给宝宝纸再擦，直到干净。如果宝宝做得好，要及时表扬宝宝能干，自己的事情自己会做。

4. 学习刷牙漱口

教宝宝刷牙时，家长和宝宝各拿一把牙刷，家长一边做示范动作，一边讲解。应当采取竖刷法，顺着牙齿的方向才能把牙齿缝隙中的食物残渣清除掉。刷牙时要照顾到牙齿的各个面，还要把牙刷的毛束放在牙龈与牙冠处，轻轻压着牙齿向牙冠尖端刷。刷上牙时由上往下，

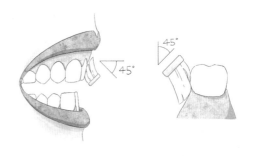

刷下牙由下往上，反复 6 ~ 10 下。要把牙齿的里外、上下都刷到。刷牙的时间不要少于 3 分钟。开始时不要用牙膏，等到宝宝掌握方法以后，再加上牙膏。每天早晚各刷牙一次，晚上刷牙后不宜吃食物。每次吃完饭后，要养成漱口的习惯，以保证口腔清洁，预防龋齿。

宝宝刚开始学刷牙，可能刷不干净，父母可以在宝宝刷完后再补刷，并纠正宝宝不正确的姿势。一旦宝宝开始刷牙，就要坚持下去。有的宝宝玩累了或困了，不刷牙就上床睡觉，这时应积极引导，说服宝宝刷牙后再睡觉。父母还可以编一些故事讲给宝宝，如小熊刷牙的故事等，使宝宝明白刷牙的好处及不刷牙的危害，从而养成自觉刷牙的习惯。

5. 宝宝不愿上幼儿园的原因

宝宝不愿上幼儿园的原因较多，故采取的对策也就不能完全相同。

在娇宠的环境中长大的任性宝宝，总是缺乏一种自我克制能力，不善于参加集体活动，因此在他眼中，幼儿园的生活就变得没什么意思了，但父母却希望幼儿园的老师严加管教。实际上，家庭和幼儿园是教育宝宝的两个环境，缺一不可，所以这种想法必须纠正。

还不具备最基本的生活能力（如不会洗手、不能自己大小便、不会用筷子）的宝宝，在集体生活中会感到不安，内心就会特别抗拒幼儿园。这类宝宝，建议家长迟些时间再送宝宝上幼儿园。

有的父母对宝宝要求过高，经常教训宝宝在幼儿园里要懂礼貌，唱歌时要大声，画画时要画好看等，于是宝宝就会感觉幼儿园是个折磨人的场所。

年龄偏小的宝宝和年龄偏大的宝宝有时也会不肯上幼儿园。

另外，父母对幼儿园的不信任也会影响宝宝的情绪，比如在宝宝面前讲幼儿园和老师的坏话，就会导致宝宝不相信幼儿园。当宝宝在幼儿园被老师批评，而爸爸妈妈却带着宝宝去大吵大闹，则会使宝宝对老师既怕又恨，不肯上幼儿园。要让宝宝上幼儿园，首要条件就是父母要充分信任幼儿园。

6. 宝宝能做到吗

入园前爸爸妈妈需要帮助宝宝养成良好的习惯，并掌握一些基本的生活技能。看看以下几点，你的宝宝能做到吗？（宝宝能做到就打"√"）

- ☐ 知道自己及爸爸妈妈的名字。
- ☐ 不挑食，不偏食。
- ☐ 能坐在桌前吃东西，会用杯子喝水。
- ☐ 会脱简便的衣服、鞋子。
- ☐ 有如厕意识，能表达需要，能够自己坐厕大小便。
- ☐ 说话时眼睛会注视对方。
- ☐ 喜欢和同伴一起玩。
- ☐ 向往上幼儿园。

看看以下几点，爸爸妈妈能做到吗？

- ☐ 积极为宝宝建立正向的入园准备。正面引导宝宝，例如"你长大了可以上幼儿园""幼儿园真好玩""老师喜欢你""你真棒，真能干"。
- ☐ 尽可能带宝宝去幼儿园玩一会儿，让他熟悉环境。
- ☐ 培养宝宝有规律的、贴近幼儿园生活的作息。
- ☐ 不在宝宝面前流露出焦虑与不放心，更不要在宝宝面前议论老师。

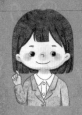

三、2岁7个月~2岁9个月宝宝的学习与教育指南

（一）动作的学习与教育

1. 踢球比赛

● **目的：** 发展宝宝腰腿部的肌肉力量，训练其脚与眼的协调能力。

家长为宝宝准备一个皮球、一个大纸盒。把大纸盒的一面剪掉，靠墙放好，当作球门（若无大纸盒，也可在两棍之间拉一根线作球门），来玩踢球比赛，看谁踢进球门的次数多。也可以将椅子底下的空间当作球门，把椅子放在中央，和宝宝在椅子两边踢球。刚开始时，可以让宝宝离球门近一些，随着宝宝进球率的提高，可逐渐离远。

2. 小动物找妈妈

● **目的：** 训练宝宝定向跑的能力和反应速度。

● **前提：** 能跑稳。

在室外各相距4米远放一排玩具小动物，如小狗、小猫、小老虎等。大人和宝宝各站一边，大人说"小狗找妈妈"，宝宝跑向前，抱起小狗交给大人。大人再说"小老虎也要找妈妈"，宝宝跑过去，抱起小老虎交给大人。这时大人依次说不同的动物，宝宝依次跑向前拿回相应的动物，不能拿错。

3. 接抛来的球

● **目的：**训练宝宝动作的准确性。

家长在宝宝已经学会接反跳球的基础上，来和宝宝做一些比接反跳球更难的游戏。开始时，家长离宝宝较近，将球直接抛到宝宝准备接球的手上。宝宝学会将球接住后，大人逐渐后退到离宝宝1米左右。球的落点在宝宝的肩和膝之间，使宝宝有时要双手抬高，有时略为弯腰才能将球接住。如果宝宝接不住，就要跑去捡球，使宝宝在户外得到充分地锻炼。

4. 交替双脚下楼梯

● **目的：**练习交替双脚下楼梯。

宝宝在2岁时已经学会交替双脚上楼梯。住楼房的宝宝由于有更多的练习机会，所以学得更快，但要学会交替双脚下楼梯几乎要半年。在宝宝学会交替双脚上楼梯的基础上，练习下楼梯，家长要注意宝宝的安全。刚开始时要牵着宝宝的手下楼梯或是让宝宝扶着楼梯的扶手。当比较熟练时，就可以让宝宝独自下楼梯了，但是保护还是必不可少的。大多数宝宝在2岁半到3岁时能够学会，胆小的要过了3岁才能做到。

5. 小白兔拔萝卜

● **目的：**训练宝宝双脚向前跳的动作。

在室外（或室内）平坦的地面上，一端放大萝卜（或其他物品），另一端画一条横线当作起跳线，两端相距2米。让宝

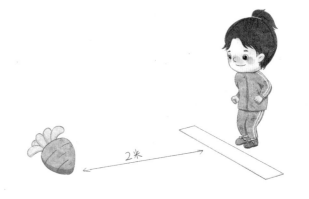

2米

宝从画线处起跳，双脚向前跳，一直跳到放大萝卜处，拔个萝卜再跳回来，往返四五次。爸爸可以说："我们家的小白兔可真能干，拔了这么多的大萝卜呀！小白兔要加油啊！"

6. 抛降落伞

● **目的：** 启发探索兴趣，训练宝宝手臂的灵活性，活动肩关节。

游戏前，妈妈收集一些不同的东西，如石块、木块、塑料瓶盖、铁罐等小的物品，让宝宝向上抛去，并要求宝宝仔细观察这些东西抛到天空中会发生什么情况。通过观察和宝宝亲身感知，获得物体抛出后都很快落到地面的印象。然后妈妈说："我给你做一个降落伞玩具，你看它会不会很快落下来。"

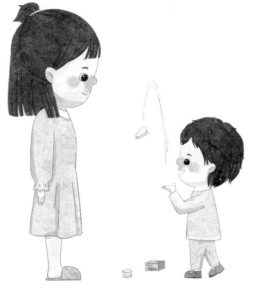

妈妈在一块大手帕的四个角上各系一条细线，再将四条细线的另一端并拢、打结（保证四条细线等长），这样一个简单的降落伞就做好了。

游戏开始时，妈妈出示降落伞，对宝宝说："我将降落伞抛上天空，你看怎么样？"让宝宝仔细观察降落伞在天空的情况。当妈妈用力向上空抛出后，卷紧的降落伞遇到空气后，手帕张开飘浮在空中，慢慢回到地面。然后让宝宝用力向天空抛降落伞人，待降落伞下落时双手接住，再反复进行。

● **提示：** 反复抛物可以激发宝宝对事物探索的兴趣，并能使身体得到锻炼，还能为今后培养科学兴趣打下基础。

7. 骑带踏板的三轮车

● **目的**：练习平衡和四肢协调。

宝宝初学向前蹬车，家长在旁监护，尽量少扶持，熟练之后，自己会试着左右转动和后退。双足同时踏，配合双手调节方向，身体依照平衡需要左右倾斜，这些都是十分重要的协调练习。

8. 踢靶子

● **目的**：发展宝宝下肢力量，训练宝宝踢球的准确性。

家长在宝宝前面立一个空瓶子或空易拉罐当靶子，让宝宝瞄准靶子踢球，使球在地面上滚动前进，并击倒靶子。刚开始时靶子要离宝宝近些，踢倒靶子既可以增加宝宝继续玩的兴趣，也可以增强他的自信心。

9. 跳荷叶

● **目的**：学习蹲跳和绕圈跳，锻炼宝宝四肢的协调性。

把呼啦圈放在地上做"荷叶"，和宝宝玩"包剪锤"，谁输谁就学青蛙蹲跳和绕圈跳。蹲跳时，教宝宝半蹲在呼啦圈外，起身跳到呼啦圈里，落地后仍半蹲着，然后再蹲跳着出来。绕圈跳时，请宝宝绕着呼啦圈跳一圈，边跳边数数，看跳几下能跳够一圈。

10. 钻隧道游戏

● **目的**：发展宝宝运动协调的能力。

家长可以为宝宝准备隧道玩具爬行桶，也可以将几个大纸箱连在一起做成隧道，让宝宝头向前从这边爬进去，然后从那边爬出来。当宝宝熟练后，为了增加宝宝钻隧道的兴趣，可以在隧道中放各种各样的物体，让宝宝拿出指定的物体，在黑黑的隧道里，又锻炼了宝宝的触觉能力。

11. 小鸡吃米

●**目的**：练习宝宝走和弯腰的动作，提高其身体平衡能力。

家长扮鸡妈妈，宝宝扮小鸡。家长教宝宝把两个手指相抵放到嘴边，带宝宝走或绕着宝宝走，边走边说："小鸡小鸡叽叽叽，跟着妈妈去找食。小鸡叽叽叽，快快把米吃！"说完低头弯下腰，头上下点动做小鸡吃米的动作。

12. 大圈套小圈

●**目的**：训练宝宝手眼并用的协调能力。

父母可以教宝宝将大小不同的套圈依次套入，这样不仅能够锻炼他的手部精细动作，还可以让他逐渐了解数字和次序的概念。同时，由于套圈有各种不同的颜色，宝宝还可以从中认识颜色。

在平时，父母可以多注意收集一些大小不一的瓶盖或塑料碗，让宝宝按照大小次序套着玩或叠着玩，这也是一种很简单、很实用、很有趣的游戏。

13. 戴帽子

●**目的**：培养宝宝做事情的专注性，并锻炼宝宝手部的精细动作。

日常生活中，有许多漂亮的小瓶子都可以成为宝宝很好的玩具。家长可以先把瓶盖取下来，把大小不一的瓶子和瓶盖放在一起，让宝宝给小瓶子戴上与之相配的"帽子"。宝宝在玩的过程中，或许一时找不到合适的

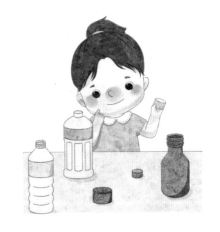

"帽子"，这时，家长要注意让宝宝自己去找，自己去尝试，直至宝宝找到合适的瓶盖。

14. 做家务

● **目的：**通过家务锻炼宝宝的精细动作。

让宝宝学着帮妈妈做些简单的家务。比如让宝宝整理自己的玩具，洗小袜子、小毛巾等。

宝宝什么事情都想自己干的愿望十分强烈，所以，尽可能让他自己去做。但是，一定要告诉他什么是危险的事情。

15. 穿珠比赛

● **目的：**锻炼宝宝手部的精细动作。

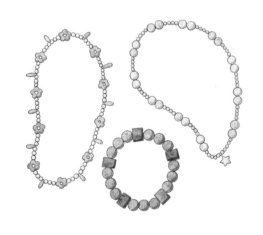

随着宝宝手指技巧的进步，爸爸妈妈和宝宝可以进行穿珠子比赛。爸爸妈妈有时要故意穿得慢一点，让宝宝取胜。经过几次练习以后，可以用分钟计算。看着宝宝在月初每分钟能穿上几个，月中每分钟能穿几个，月末时每分钟能穿上几个。

除速度之外，穿珠子还可以按颜色、形状、大小来做间隔。爸爸、妈妈、宝宝分别按自己的设计穿珠子，看谁穿出来的项链最漂亮。

16. 彩色的舞蹈

● **目的**：训练宝宝的吹力，锻炼宝宝的口腔肌肉。

和宝宝一起把彩色皱纹纸撕成一些小片儿。妈妈用 4 根筷子在桌子上摆个"舞池"，然后把彩色小纸片放在"舞池"外四周。带着宝宝把这些小纸片儿都吹到舞池里，欣赏彩色的小纸片翩翩起舞。

（二）认知、语言的学习与教育

1. 生活中的数字

● **目的**：感知生活中的数。

让宝宝学习按数取东西，如"给我 1 个""给我 2 个""给我 3 个"，看看能否拿对。如果宝宝能拿对 3 个就很不错了。

日常生活中让宝宝摆饭桌是很好的练习，家中 3 口人或 4 口人，每人一碗，先将碗摆好。每人一双筷子，宝宝仅能取一双摆一双，渐渐学会取两双摆两双，取两次才能摆齐。饭后分水果和糖果时也让宝宝去分，让他通过分食物感知数。

2. 听音乐找妈妈

● **目的**：培养宝宝听音的能力及听音辨别方向的能力。

年轻的家长可自选一段音乐，全家做听音乐找妈妈的游戏：爸爸放音乐，控制音量，妈妈躲起来，由宝宝寻找。宝宝接近妈妈时，爸爸把音量逐渐放大；远离妈妈时，音量放小，让宝宝根据音乐的变化去找妈妈。游戏开始前，爸爸要向宝宝简单介绍游戏规则，并做示范，即音量小就是离妈妈越来越远，音量大就是快找到妈妈了。

3. 彩色的衣服

● **目的：** 鼓励宝宝大胆用三种几何图形印章印画，提高涂鸦兴趣。

家长剪一个较大的纸娃娃（平面的）对宝宝说："这娃娃需要一身好看的花衣服，我们做一身送给她吧！"家长用旧挂历剪成裙子状，用圆形、三角形、正方形的印章，让宝宝在小盘子里蘸色用印章画画，等印满"衣服"后，家长将花衣服盖在纸娃娃身上，用回形针固定好，说："宝宝做的衣服真好看，给娃娃穿上真合适！"

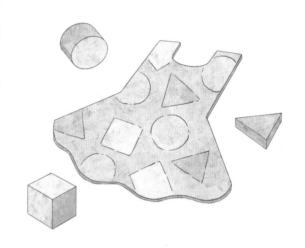

4. 小猫吃鱼

● **目的：** 练习攀登及蹲下的动作，培养动作的协调性及其注意力。

画好几条小鱼，涂色剪下。分列摆在2层以上的台阶上，让宝宝扮作小猫，家长一边唱"小花猫，上高台，吃完鱼，走下来"，一边教宝宝自己走上台阶去拿小鱼（可蹲下，也可站在高层弯腰取低层的小鱼），再从台阶上自己走下来。

5. 购物小助手

● **目的：** 让宝宝认识各种商品和购物的程序。

带宝宝去超市时，不要让他被动地坐在小推车里，要牵着他让他当助手。例如，在取有包装的商品时，可以抱着他去取，告诉他里面是糖、奶粉或麦片，是做早点用的。当他对买到的东西感兴趣时，不妨逐一介绍，使他认识更多的东西。

买菜时，可以让宝宝提出建议，如选择他喜欢的菜；也可以介绍一两种他不认识的菜，购买一些回家尝尝。让他听听卖菜人的介绍，让宝宝观察怎样用称来称菜。宝宝对于这些都很感兴趣，回到家常常将所见所闻在游戏中重演。

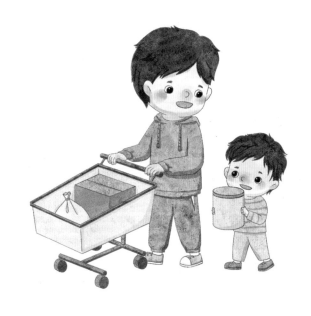

6. 看相册

● **目的**：认识相册中的人物。

同宝宝一起看家庭相册，介绍亲属的关系，如姑、姨、舅等，他们是什么职业，现在在什么地方，他们有哪些特征，使宝宝通过相册与他们认识。如果家里的亲戚很多，可先选择经常来访的或曾经见过的介绍，以后再介绍远方的或从未见过的亲属，使宝宝通过相册认识家里人。

当家里来了客人时，可以在客人等候时，请宝宝向客人或来访者介绍家庭相册，看看他能记住多少。

7. 看看五彩的天空

● **目的：** 进一步感知颜色，提高色彩的敏感性，初步感知两种颜色重叠后的变化。

家长收集红黄蓝色的玻璃纸，在阳光明媚的日子里，让宝宝在室外逐一用各色玻璃纸蒙在眼睛上看天空，每看一种颜色家长就说"天是红色的了""天是黄色的了""天是蓝色的了"，再把两种颜色的玻璃纸重叠在一起给宝宝看，说："这又是一种好看的颜色。"用同样的方法再变换两种颜色。

8. 分扣子

● **目的：** 培养宝宝分类归纳的能力、综合分析的能力，为3岁以后发展思维打下必要的基础。

帮助宝宝学习从颜色、大小、形状等来分类。先从分扣子学起，妈妈拿出一个装有各种扣子的盒子，桌上铺一张大白纸，将扣子倒在白纸上。妈妈先示范，取出一个红颜色的扣子，让宝宝从一大堆扣子中选出红色扣子放在一起。同样，由宝宝自己挑出圆形扣子，再将相同的圆形扣子放入一类。看看宝宝是否能将颜色、大小、形状完全相同的归在一类，分成小堆。

9. 敲击节拍

● **目的：** 锻炼宝宝的节奏感，学会儿歌简单的节拍。

在背诵儿歌和有韵律的唐诗时，家长可以和宝宝一起拍手或打节拍。宝宝唱歌时，家长也同他一起按节拍拍手和做动作。节拍是学习音乐、文学、艺术的必修课，宝宝在刚接触时就会不自觉地喜欢上。家长不妨再进一步让宝宝学习敲击音乐中的节拍。如果家中有一些打击乐器也可以随时用起来。家庭中的日用品，如筷子、盘子、金属器皿、盒子等都可以作为敲击乐器。

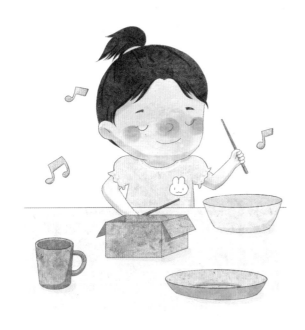

例如，用筷子来敲击一个纸盒，在四三拍子的音乐中，先击盒子中央一拍作为强拍，再击盒子边上两拍作为弱拍；在四二拍子的音乐中，先击盒子中央一下，再击盒子边上一下；在四四拍子的音乐中，先击盒子中央一下，盒子边上三下；或者在盒子中央一下，边上一下，中央轻击一下，边上再轻击一下，以表达强、弱、次强、最弱的节拍。

在宝宝学会击节拍之后，家庭可以组织音乐会。如果有一位家长会演奏某种乐器，可以作主题演奏，另一位家长和宝宝用不同的器皿敲击节拍；也可以通过手机播放主题音乐，家庭成员各取不同的器皿，轻轻敲击，使主题突出，节拍鲜明。在敲击节拍的基础上，宝宝可以用手指挥家庭成员敲击，让宝宝练习当个小指挥。

10. 玩水和玩沙

● **目的**：体验水和沙的特性，帮助宝宝认识新事物。

玩水对宝宝来说是抒发性的游戏，家长教宝宝在利用不同工具去装水、玩水时，可增加宝宝对不同物件的认识。

在暖和的日子，家长可以带宝宝到有沙滩或土的地方堆砌不同形状的沙堆或土堆，这是宝宝发挥想象力自由创作的好机会。

11. 玩面团

●**目的**：让宝宝感知面粉，体会变化。

家庭中包饺子时一定要请宝宝参加，给他一个小面团，让他学着捏。他会学大人的样子将面团用手掌压扁，或者将搓圆的面团再搓成条，或者用一根筷子当擀面杖，将面团擀成片……总之，这个小面团会成为宝宝的玩具，使他高兴半天。为了增加美观，还可加上一点水彩的颜色，得到不同颜色的面塑。如果再加 2 滴蜂蜜，捏出来的东西就会表面光滑，没有裂痕。

12. 沉甸甸

●**目的**：分辨物体的轻重，学习按重量差异进行排序。

可以用棉花、小纸团、小石头等轻重不同的物品自制重量筒。请宝宝用手掂量自制的重量筒，分别指出最重、第二重和最轻的重量筒，然后把这 3 个重量筒按轻重顺序排成一排。

也可以把一些小物品放在桌子上，让宝宝吹一吹，再判断这些小物品谁轻、谁重。

还可以和宝宝一起玩天平玩具，感知两边物体的轻重或一样重。

13. 倒数数

●**目的**：通过倒数形式进一步感知数字，为减法的学习打下基础。

儿歌："一二三，三二一；一二三四五六七，七六五四三二一。"其中，第一句是 1 ~ 3 的倒数数，第二句是 1 ~ 7 的倒数数。这样的儿歌很顺口，也很押韵，便于宝宝学习。

14. 学诗词

江雪

[唐] 柳宗元

千山鸟飞绝，万径人踪灭。

孤舟蓑笠翁，独钓寒江雪。

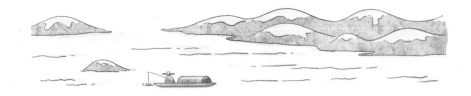

● **解说：** 一座座山上看不见鸟的影子，一条条路上看不到人的脚印。只有一个头戴斗笠、身披蓑衣的老人家，冒着漫天大雪，孤零零地坐在小船上钓鱼。

15. 益智童话

小松鼠的疑问

冬天快到了，松鼠妈妈和小松鼠早做好了过冬的准备，母子俩采了许多松果和蘑菇藏在树洞里。穿的呢，也已换上厚厚的长毛大衣了。

一连下了几天雨，今天总算转晴。趁这个机会，松鼠妈妈忙把蘑菇搬出树洞，晒在阳光下。

"妈妈，蘑菇为什么要晒呢？"小松鼠问。

"湿蘑菇容易发霉，晒干了就不会发霉了。"松鼠妈妈说。

过了一会儿，小松鼠提出要出去玩，松鼠妈妈答应了，嘱咐他早点回来。

小松鼠蹦蹦跳跳地来到小路旁，他看见一只小青蛙在晒太阳，就问："小青蛙，你家做好过冬的准备了吗？"

小青蛙反问道："准备什么呀？"

小松鼠说："比如把冬天要吃的食物存放在家里啊！"

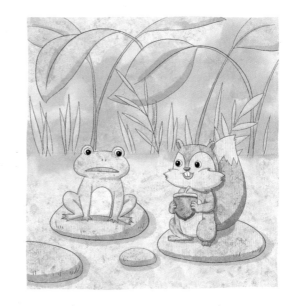

小青蛙摇摇头道："没有！"

"那你们冬天吃什么呀？"小松鼠很不解。

"冬天我们不需要吃东西。"小青蛙说完，不再理小松鼠，他觉得小松鼠什么也不懂。

小松鼠呢，认为小青蛙乱说话，一个冬天都不吃东西，不饿死才怪呢！

小松鼠又向树林子里走去，看见桦树伯伯，问："桦树伯伯，你做好过冬的准备了吗？"

桦树伯伯低下头，看着小松鼠，乐呵呵地反问："准备什么呢？"

小松鼠暗想：桦树伯伯这么大岁数了，也像小青蛙一样不懂事，就说："比如换上冬天要穿的厚棉袍呀！"

桦树伯伯挺了挺身子，好像故意逗小松鼠，说："我呀，非但不穿厚棉袍，相反，还把上衣脱去睡觉呢！"

小松鼠瞪大眼睛，仰头一看，可不是，桦树伯伯身上的叶子一片也没有了。

小松鼠担心地问："桦树伯伯，那样，你不会被冻死吗？"

"我脱去上衣，正是为了安全过冬哩！"桦树伯伯笑着说。

"真奇怪！"告别桦树伯伯，小松鼠一边往家走，一边自言自语。

回到家，小松鼠把和小青蛙、桦树伯伯的谈话告诉了松鼠妈妈，松鼠妈妈解答了小松鼠心中的疑问。

小青蛙为什么在冬天不需要吃东西，桦树伯伯又为什么要脱光上衣过冬，你知道吗？

● **答案**：小青蛙在冬天要冬眠，这样，它就不会觉得饿。桦树的叶子会进行呼吸和光合作用，常常要蒸发大量的水分；树叶掉光了，就能保证水分不被蒸发，安全过冬。

是谁打碎了花瓶？

熊爸爸出差回来，带回几枝腊梅花。熊妈妈喜爱极了，捧出珍藏多年的花瓶，小心翼翼地把花插在里面。

下午，小黑熊从外面回来，见到了花瓶里的花。"咦，花瓶里没有水，花不会渴死吗？"他想，还舀来一茶缸水，灌满了花瓶。

夜里，下起雪花，天气骤然变得很冷，小黑熊钻在熊妈妈身边，还一个劲地嚷"冷"。

第二天，小黑熊还在呼呼睡大觉，熊妈妈跑来拧他的耳朵，骂道："你这个小调皮，快起来！我问你，花瓶是不是你打碎的？"

小黑熊睁开眼睛，躲开熊妈妈的手，不解地问："什么呀？什么碎了？"

原来是放在客厅桌子上的花瓶碎了，腊梅花倒在一边。呀？是谁打碎了花瓶？小黑熊挠挠头皮，心里怪妈妈冤枉了他。

"是不是那讨厌的小老鼠昨晚出来偷食，打碎了花瓶？"小黑熊想着，跑进厨房，趴在墙角边老鼠洞前，厉声责问："花瓶是你打碎的吗？"

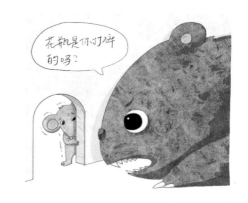

小老鼠在里面战战兢兢地回答："不是我……昨晚冷，我……我没有出门。我发誓！"

"奇怪！那会是谁呢？爸爸知道这件事吗？"这样想着，小黑熊打电话给正在上班的爸爸。

熊爸爸回到家，还没喘口气，小黑熊就拉着他去看碎了的花瓶。

在客厅里，熊爸爸看见有冰在碎玻璃当中，马上明白了，向小黑熊做了解释，小黑熊听了恍然大悟。

你知道花瓶是怎么碎的吗？

- **答案：** 由于晚上气温突然降低，花瓶里的水结了冰。水结了冰，体积变大，把花瓶胀破了。

（三）情绪、社会交往的学习与教育

1. 爬攀登架

- **目的：** 培养宝宝勇敢的性格，训练宝宝四肢协调、身体平衡。

将三层攀登架固定好，每层之间的距离为 12 厘米（不超过 15 厘米），家庭中可以利用废板材或三个高度相差 10 ～ 12 厘米的大纸箱，两面靠墙让宝宝学习攀登。攀登时，手足要同时用力，利用上肢的机会较多，可以充分锻炼双臂的肌肉。同时锻炼用脚蹬住一个较细小的面也能支撑全身的平衡。

攀登要有足够的勇气。当然，事先要考虑攀登架是否结实牢靠、支撑点不会打滑等安全因素。而且家长要在一旁监护，同时鼓励宝宝敢于攀登。如果几个宝宝同时攀登，要预防彼此蹬踢的伤害，注意架子的支撑是否稳固。

2. 钻洞

- **目的：** 培养宝宝钻、爬的能力以及克服困难的勇气。

钻、爬动作是有规律的四肢交替运动，可使儿童接收不同的信息，大脑对不同信息进行整合分析后指挥人作出反应。专家认为，爬行对孩子未来的学习、特别是阅读能力有一定的影响。因此，应创造机会让婴幼儿多练习爬行。

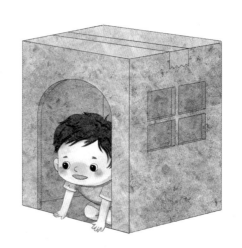

在室外可利用管道、天然洞穴等，在室内可利用写字台的空隙、桌底等，让孩子练习钻爬。也可以利用废旧材料自制"管道"，如用冰箱和洗衣机的大包装箱，在箱子的一侧开个"门"，另一侧开个小窗户透入光线，以满足宝宝钻爬、躲藏的需要。

3. 排队

• **目的**：教宝宝学会排队，学习等待。

等待在生活中是免不了的，家长要从宝宝两岁能听懂解释的时候起，就找机会让宝宝学会等待、忍耐。带宝宝到公共场所玩一些游乐项目，如玩滑梯、坐碰碰车、坐小飞机时，如果小朋友多，要教育宝宝学会排队，耐心等待。

4. 我是木偶人

• **目的**：训练宝宝自我控制的能力。

开始游戏前，告诉宝宝游戏的规则，即当说"我是木偶人，不许说话不许动"时，父母和宝宝都不能动，也不能说话，如果谁先动了就要罚他唱首歌或学小动物叫。和宝宝游戏时，让宝宝摆出木偶人的造型动作，如飞鸟、兔子、鱼、扮鬼脸，让宝宝在愉快的模仿动作中提高控制自己的能力。

5. 宝宝找东西

● **目的：** 培养宝宝积极的独立意识和助人意识。

情景一：

宝宝说："妈妈，我要糖糖。"

妈妈说："在糖果盒里。"

"没有啊。"

妈妈从柜子里拿出了糖糖给宝宝。

宝宝又问："妈妈，我的小汽车在哪里？"

"在玩具箱里。"

"没有啊。"

妈妈从玩具箱里找到了小汽车。

情景二：

妈妈故作着急状："奇怪，我的包放在哪儿了？怎么找不到了呀？"

让宝宝帮妈妈找包哦！原来包在妈妈的柜子里，宝宝高兴地把包送到妈妈的手里。

妈妈笑着说："谢谢，宝宝也学会帮妈妈找东西了，真厉害！"

6. 小厨师

● **目的：** 通过做小厨师让宝宝体验成就感。感受妈妈平日天天做饭的辛苦，更珍惜妈妈平时的劳动成果。

〈原料〉

葱1~2棵，面粉2杯，鸡蛋3个，色拉油、胡椒粉、盐少许，水和牛奶各半杯。

〈做法〉

①宝宝择葱、洗葱。

②将面粉、葱末放在器皿内，爸爸加入鸡蛋、胡椒粉、盐、色拉油、牛奶和水，搅拌均匀后，让宝宝继续搅拌，直到成光滑的面糊（不能太干，可酌量添水）。

③平底锅烧热，加适量油，放入2汤匙面糊，迅速转动平底锅，煎到两面金黄即可。

7.你是谁

● **目的**：认识不同的职业，丰富宝宝的社会常识。

父母带宝宝外出，在不同的场合会遇到不同职业的人，如乘公共汽车时认识司机，到医院看病时认识医生和护士，跟妈妈去商场时会认识售货员和经理，在工地周围会看到建筑工人，早晨在马路上会遇到清扫道路的清洁工，到郊区游玩时可看到种地的农民，在十字路口会看到交通警察，同成人在餐

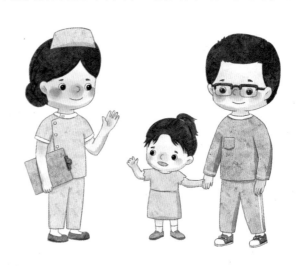

馆用餐时会认识服务员或者厨师等，父母可当场给宝宝做简单的介绍。平时，父母也可搜集各种行业中的典型人物的图片呈现给宝宝，让他来一一辨认，判断他们的职业。这样可以使宝宝学会尊重做不同工作的人，如不随地扔东西、把碗盘中的食物吃干净、看病时保持安静等。

8. 男孩和女孩

●**目的**：帮助宝宝认识自己的性别，让宝宝更好地了解自己。

为宝宝提供一些有男孩、女孩的照片，请宝宝辨认图中谁是男孩，谁是女孩，谁是哥哥，谁是弟弟，谁是姐姐，谁是妹妹；让宝宝尝试说一说男孩和女孩在头发、衣着、身体特征等方面的不同；让宝宝说说自己和图中的哥哥或姐姐有哪些方面是一样的，说说自己是男孩还是女孩。

还可以给宝宝看他自己及家人的照片，并问宝宝家庭成员之间的男女之别。

9. 学习穿衣儿歌

●**目的**：通过儿歌练习自己穿脱衣服。

在帮助布娃娃穿衣服的基础上，学习自己穿上前面开口有扣子的衣服。让宝宝抓住开衫领子，先套上一只袖子，再将另一胳臂略向后伸入另一只袖内，然后将衣服拉正。宝宝往往不会系领口的扣子，让他先将衣服下方两边对齐，系上最下方的扣子，再逐个往上系。领口的扣子可由家长帮助系上。

让宝宝练习穿脱衣服时，应为宝宝选择宽松些的衣服，避免穿后面系扣子的衣服。在宝宝穿衣时，妈妈可以用儿歌指导。儿歌如下：

捉领子（双手抓住衣服领子），

盖房子（将衣服放到肩膀上），

小老鼠（一条手臂），

出洞子（伸出袖子管），

小老鼠（另一条手臂），

出洞子（伸出袖子管），

吱扭吱扭上房子（拉拉链/扣扣子）。

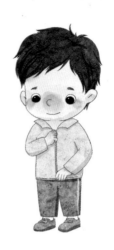

10. 自己洗脚

- **目的：** 培养宝宝的自理能力。

宝宝长大了，会自己洗脸、洗手，也应该学习自己洗脚。在洗脚之前应先将肥皂放在顺手之处，再去准备盆、毛巾和温度适宜的水。妈妈口头指导宝宝脱去鞋子，将脚放入盆中，用肥皂将脚趾缝、脚背、脚后跟都洗干净，用毛巾擦干，穿上拖鞋。鼓励宝宝自己将水倒掉，用干净水把盆清洗干净，把毛巾和肥皂放回原处。

让宝宝自己洗脚，一来培养其自理能力，二来能让宝宝理解父母照顾自己的辛劳。

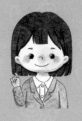

四、给爸爸妈妈的建议

（一）2岁7个月～2岁9个月宝宝的教养建议

1. 锻炼宝宝眼、脚、脑的协调性

在会走以前，宝宝主要学习支配自己的双手，到了这个时期，宝宝已能独立行走，就要注意培养宝宝自由支配自己双腿和双脚的运动，使眼、脑、脚及全身动作协调起来，日常可扶宝宝多做上下楼梯的运动，节假日最好带宝宝出游，让他在大自然中尽情活动。

● **特别建议**：尽可能给宝宝提供各种玩具，但没必要全部从商店购买，也可以是自然材料，父母还可以和宝宝自制玩具，使宝宝与各种各样的玩具互动。

2. 学会鼓励孩子

年轻的父母一定要记住，您的鼓励对孩子是至关重要的，哪怕是对孩子微小的进步给予赞许，对孩子的点滴成绩给予表扬，都会使孩子更加自信，增添无限的力量和勇气，产生"我也能行"的良好感觉。

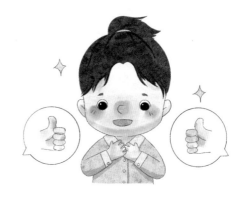

鼓励孩子，能激发孩子的成功欲。同成年人一样，孩子每做成一件事总想得到认可、肯定，表扬正好满足了孩子的这种心理，并为鼓励埋下伏笔。孩子得到一次次表扬，受到一次次鼓励，就会产生极大的学习兴趣，为实现新目标付出更大的努力，取得更大的成功。

3. 记电话号码

除了自己和父母的姓名外，两岁半的孩子已经能够记住自己家的电话号码或爸爸妈妈的手机号了，所以，父母应鼓励孩子记住自己家住的城市、街道名称、楼号、门牌号、住房号和电话号码。能记住这些信息是十分必要的，这是一种自我保护的安全教育。万一发生意外，如走失等情况，孩子能记住家庭的住址和家人的电话，就会比较容易得到帮助，并找到自己的亲人。

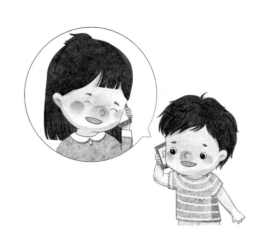

4. 让孩子学会等待

孩子在图书、玩具数量不够时，或洗手、入厕时，或去饮水机取水时，都有可能需要排队和等待。但是，两三岁的孩子常常脾气急躁，尤其是他需要的东西不能立即满足时，便会大发脾气，甚至大哭大闹，令父母束手无策。学会等待对孩子良好性格的形成就显得非常重要。因为孩子在等待的过程中，培养了耐性，削弱了自我中心意识，能逐步意识到他人的存在，学习正确地

与人交往，促进孩子社会性的
发展。在日常生活中，父母
要留心观察孩子的行为习惯，
要有意地让孩子学着等待，如
在游乐园里坐"飞机"要排队
买票，排队等候上"飞机"；
在书店买书时，孩子看见别的
小朋友手中正拿着他想要的
小人书时，父母可以先和孩子
一起讨论为什么这个小朋友

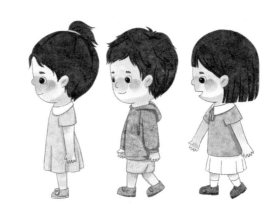

很喜欢这本书，一起想象书中到底写了一个什么样的故事，等到别人把书放
下时再去看或买。

5. 学会尊重宝宝

日常生活中，父母替宝宝做出选择的现象在我们身边时有发生。例如，
宝宝和父母一同去邻居家串门，邻居拿东西给宝宝吃，还没等宝宝做出选择，
做父母的便替宝宝做了决定，做出"不想吃""不要"或"不许要"的命令
式回答。又如，父母疼爱自己的宝宝，为宝宝做某种营养食品，宝宝不吃，
父母却强迫宝宝吃，如不吃还会受到"体罚"。父母认为，宝宝还小，自己
不能做任何决定，因此，父母替宝宝做了一切决定，宝宝完全无主动的选
择权，父母们还会说"我也是为宝宝好呀"。宝宝虽然年幼，但同样有自己
的思维，这种强加、压抑地"操心"，使宝宝失去了选择的主动权，没有独
立思考的机会，其思维能力、自尊心都将受到挫伤。

其实，儿童更需要父母及养育者的尊重。尊重儿童，实际上也是对儿童
的鼓励，会促进其日后健康快乐的成长。

6. 让孩子判断是与非

在孩子与他人交往中，父母要教给孩子是非观念，如孩子出现打人、骂人、踢人等行为时，父母要用语言、手势、眼神批评他，让孩子意识到这种行为是不对的，从而终止这种行为。父母对孩子不良行为的制止要及时，态度要坚决，不能庇护、纵容，但也不要打骂孩子。父母要引导孩子爱护公物和集体环境，不损害公共的花草和公共设施，损害了集体或其他小朋友的东西要主动讲出来，并表示歉意。

7. 培养孩子的自我意识

随着孩子生活范围的扩大，生活能力的增强，特别是学会了走路、学会了说话，两岁半左右的孩子产生了自我意识。他们最经常的表现就是喜欢说"不"：当妈妈帮他洗脸时，他会说"不，我自己洗"；当爸爸要抱他时，他会反抗说"不，我自己走"；当奶奶想喂饭时，他挣扎着说"不，我自己吃"。他们会对父母的帮助和限制产生厌烦、逆反心理，经常和父母顶撞。如果父母不理解孩子这一时期的特点，就会和孩子较劲，反而强化了孩子的逆反心理。所以，父母不要总是否定孩子，只要坚持耐心引导，掌握好教育的要领，用信赖、爱、鼓励来引导孩子，用"你能行""你会的"的口气和孩子说话，孩子就能信赖父母，并能控制自己按大人说的话去做。如当孩子咬手指时，父母不要说"不行"，而应说"你能不咬的"，耐心等待1~2周，他就不咬了。

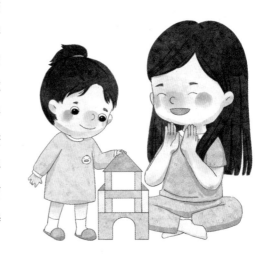

8. 身教胜于言教

父母主要是通过语言对孩子讲道理的，但在有些情况下，父母自身的举止（身教）对孩子影响远远超过了语言的教育效果。

（1）表情。孩子看到妈妈对他微笑时，就会形成积极的情绪，会很乐意、很愉快地与父母交流，或按父母的指导活动。微笑可以沟通彼此之间的感情，消除隔阂、顾虑和不安，激发孩子的积极性、创造性、自信心。例如，孩子做了一件不该做的事后，父母立即以严肃的神情表示不满，孩子会敏感地察觉这种表情的变化，明白自己做错了事而使父母不高兴，多数孩子会立即改正。这时父母的表情效果，可能比狠狠地批评他要好。

（2）手势和动作。手势与动作可以表达出父母的意图。如当孩子克服困难把插片拼摆出来时，父母可以翘起大拇指或拍手来表示对孩子的祝贺和赞许；当孩子扶起摔倒的小朋友时，父母可以亲吻孩子，这比直接说"今天你做了一件好事"的夸奖更具有精神上的鼓励作用。又如孩子从幼儿园回来后，妈妈可用手摸一摸孩子的头或拉着孩子的手，以表示对他的关心与爱护。

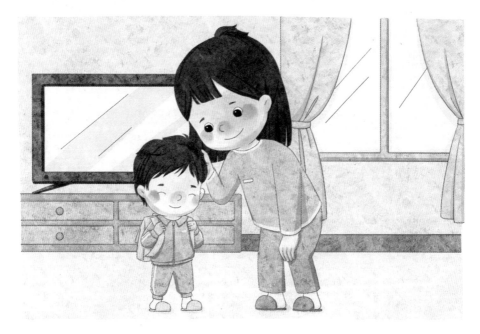

（3）**目光**。父母可通过目光对孩子进行暗示教育。不同的目光表示不同的含义。如发现孩子的不良行为时，立即投以不满的目光，孩子会接受父母的暗示，停止当前的行为。对 2 ~ 3 岁的孩子来说，当他表现出良好行为时，父母在投以肯定、赞许目光的同时，最好还配以微笑的表情或点头的动作，帮助孩子明确父母肯定的意图。对孩子进行目光教育需要训练与培养，父母平时对孩子说话时，应该面对孩子，让孩子通过耳闻、目视理解谈话内容，明确不同目光的意义。

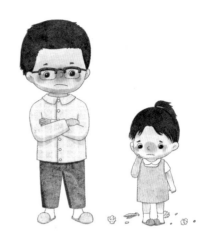

超级链接

被"骂死"的植物

这是一项植物界的神奇发现。挑两株生长情况一样的绿植，接受同样的光照、水、肥料，唯一不同的是学生对它们的态度。

A 区绿植贴上"这株植物需被骂"的标签；B 区绿植贴上"这株植物需称赞"的标签。学生通过录音留下对应的话，这些话每天在绿植"耳边"循环播放。

30 天后的结果令人震惊：A 区绿植的叶子枯黄，形态萎靡；饱受称赞的 B 区绿植则生机勃勃，朝气十足。

所以，请您要时常表扬孩子，万不可把发泄当作对孩子的管教！

9. 孩子的好行为需要肯定

当孩子表现出好的行为时，父母要适当地给予鼓励，以让孩子更加肯定自己的行为和能力，培养自信心。

有的父母在孩子完成了一幅画或用胶粒玩具拼好了一支枪后，不愿表达自己对孩子的肯定。他们认为"多表扬孩子，孩子就会骄傲"，或认为"这有什么可值得称赞的"，这种想法是很片面的。2～3岁的孩子还没有评价自己的能力，他是靠成人的评价来肯定或否定自己。当孩子看到无论自己做什么，爸爸、妈妈都没什么表示时，会感到茫然，会失去对活动的兴趣，也很难建立起自信心，因为父母从来没有让他体会到成功的喜悦。只有向孩子表达爱意和赞扬，才能使孩子在认知、行为方面得到较好的发展。

父母赞扬和肯定孩子良好行为的方法很多，除用语言外，还要善于运用表情、动作来表示。如孩子完整、清楚地唱了一首歌，父母可以热情地为孩子鼓掌；当孩子有礼貌地向人问好时，父母以点头微笑表示赞许；当孩子帮助妈妈收拾碗筷时，妈妈拍拍他的头或亲亲、抱抱他，以示感谢。这样会使孩子感到满足，并同时感受到爸爸、妈妈对他的爱以及成功的自豪。

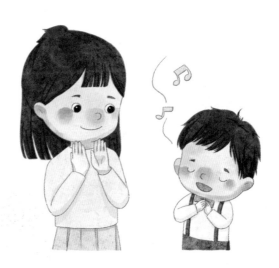

有的父母喜欢用给孩子买东西的方式来鼓励孩子，这是不正确的。孩子会认为他做这些事就是为了换取好吃的、好玩的，当孩子看不到刺激物（好东西）时，便不肯保持良好的行为，物质鼓励也不利于自尊心、自信心、成就感等高级情感的培养，而这些情感对孩子将来的成就会起很大的作用。因此，父母应当多用精神鼓励，少用物质鼓励。

10. 对孩子的称赞要适当

孩子在健康成长的过程中需要称赞，在称赞声中长大的孩子常充满自信。但是，孩子是否负担得起太多的称赞？不真实、不由衷的称赞会对孩子产生什么影响？这是值得父母们考虑的问题。

专家们认为，孩子的健康成长需要称赞和爱护，也同样需要批评和失败。在过多的称赞声中长大的孩子，无法辨别真假、好坏、成功与失败。这类孩子心理承受能力通常较差。当他们离开小家庭走进大集体时，常会因父母与教师对他们评价的不一致而产生失落感、挫折感，使他们变得难以适应社会，严重影响孩子的身心健康。

父母还要掌握称赞的恰当分寸，避免给尚未建立起自我评价系统的孩子带来误导。要客观而冷静地看待孩子的长处与短处，对孩子表现出的良好行为要称赞，对不正确的行为要给予恰当的、理性的评价，并具体指导孩子如何改进，千万不要回避，更不要当作优点加以称赞。

11. 家庭教育七忌

（1）忌父母之间不一致。
父母对同一问题不能采取不同态度。如孩子哭闹着要买东西，父母一方坚持不买，另一方禁不住孩子的眼泪而同意买。父母教养态度"宽"与"严"的差异，会使孩子养成父前一套、母前另一套的坏毛病，易成为"双重性格"的儿童。

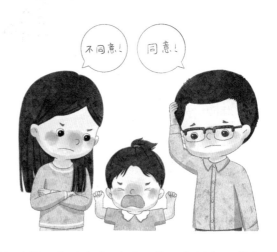

（2）忌朝令夕改。对孩子的要求，昨天和今天不一致，全凭父母的心

情而定。这会使孩子不明白究竟怎样做才是正确的。

（3）忌言教与身教不一致。表现为父母对孩子要求严格，可是自己却做不到，如教育孩子不骂人，自己却脏话不离口。孩子学来了父母身上的坏毛病，父母自己不改，而又要求孩子改，这会使父母的威信下降，很难让孩子口服心服。

（4）忌公开教育和背后教育不一致。表现为公开场合考虑到影响和面子，对孩子从严要求；而在背后又放任自流，得过且过。比如，到别人家做客时，要求孩子吃饭要坐好；而在家吃饭时却任由孩子乱跑。这种不一致，会给培养孩子的良好行为习惯带来困难。

（5）忌父母与教师之间不一致。表现为父母溺爱孩子，对教师的严格要求不配合、不满意，甚至对着干。这会使教师良好的教育效果被抵消。

（6）忌满足孩子的物质需要和精神需要不一致。表现出父母更多地在吃、穿、用方面满足孩子的各种需要，而较少抽出时间陪孩子一起玩耍、交谈，让孩子感受不到父母的爱意和鼓励。

（7）忌对孩子的德、智、体三方面发展的要求不一致。表现为只重视智力开发，而不重视培养孩子良好的行为习惯和个性品德，不重视身体锻炼。

12. 教育小建议

- 睡觉前为宝宝讲故事，吟诵温柔轻松的儿歌。
- 把废旧材料（硬纸盒、碎布头、小瓶子等）给宝宝作为角色游戏的"道具"。
- 让宝宝同享父母的兴趣爱好，如带宝宝一起去钓鱼、购物。
- 让宝宝做一些力所能及的简单劳动，比如把废纸扔在垃圾桶里。当宝宝做完后，对他说"谢谢"，宝宝将从这里学习劳动技能，并学习礼貌待人。
- 给宝宝自己玩的时间，这时父母不要去打扰宝宝，让他自己去思考、探索。

● 每天让宝宝去户外至少 2 ～ 3 小时，冬天也不应该少于 2 小时。

● 给宝宝买或做一个小背袋，允许宝宝把他珍爱的"宝贝"（石头、碎布、小瓶子等）放在里面。

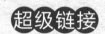

"超压"会低效

美国儿科医生娜汀·哈里斯针对自己诊所内 700 多名病人研究发现：儿时的逆境或创伤经验与学习成就表现紧密相关，儿时逆境经验多的孩子，行为问题较高。

康乃尔大学的一项研究也发现，贫困家庭中的孩子面对的环境压力较大，学习能力不如中产阶级家庭的孩子。

可见，压力环境让孩子难专心、坐不住、不容易摆脱失望情绪，并且直接影响他们在校的学习表现。

所以，一定要给宝宝创设一个轻松愉悦的成长环境。

（二）教爸爸妈妈一招

1. 孩子吸吮手指怎么办

多数孩子都爱吸吮手指，尤其是缺乏玩具、缺乏玩伴的孩子。吸吮手指容易感染寄生虫或患胃肠道疾病，影响孩子的面容，使上腭上升，前切齿前突，还会影响恒齿的形态。在矫正孩子吸吮手指时，父母不可在孩子的手上涂一些药水或打孩子的手，让孩子受到更大的痛苦，而应多关心孩子的日常生活，给孩子更多的爱抚，多陪他玩耍，或带孩子到户外和小朋友玩耍，增加孩子和别的小朋友交往、交流的机会，不要让孩子感到寂寞，或受到冷落，或因无聊而用吸吮手指聊以自慰。父母可在日常生活中利用一些活动避免孩子吸吮手指，其中最有效的方法就是使孩子忙碌，如让他的手经常摆弄拼图或积木、穿珠子等，使他的手忙碌起来，当孩子的生活变得愉快而有趣时，吸吮手指的行为自然会消失。

2. 怎样培养孩子的自信心

自信心是孩子对自己能力的肯定，自信心强的孩子善于挑战有难度的任务，在与同伴交往过程中表现大度，积极、勇敢、敢说敢做、乐于表达自己的意见。而缺乏自信心的孩子则往往比较胆小，退缩、逃避、不愿说话，父母通过有意识的训练，可以增强孩子的自信心，使孩子朝着良好的方向发展，从而形成健全而独立的人格。

日常生活中，父母对孩子的每一点进步都要给予积极的肯定，如孩子学会用筷子吃饭、扣纽扣时，父母应送他一句赞扬的话。学会欣赏孩子的优点，不要对孩子期望过高，每个孩子都有他优秀的一面，不要总是拿自己的孩子与别的孩子比，要发现孩子身上的闪光点，及时给予肯定、鼓励，多用"你真棒""妈妈相信你""你能行"等语言激励他，帮孩子树立自信。父母不要用消极的语言批评孩子，每个孩子身上都或多或少有一些缺点，做父母的不要用偏激的语言去批评、斥责孩子，使孩子产生挫折感和失败感，严重影响孩子的自信。

3. 怎样增进孩子与父母的感情

父母都希望和孩子建立起亲密无间的感情。亲子关系的好坏对教育孩子起着重要的作用。亲情的建立是从孩子出生开始的，父母花费大量的时间和心血精心照料他长大，在这个过程中，逐渐建立起来亲情。父母都有这样的经验，谁在孩子身上投入得多，孩子就和谁更亲。有些父母把孩子寄养在老家，等孩子很大的时候才接回来，这时再来建立亲子间的感情往往要花费很大力气。

随着孩子的长大，他对父母在生活上给予照料的需要越来越少，而更需要父母在精神上、心理上的抚慰和激励。父母要学会一些爱子、教子的方法。

首先，父母要明确地向孩子表达爱。有的父母认为"爱应该藏在心里"，或者认为为孩子做的许多事就是爱的表示。但是，如果父母不直接用语言或动作表达出对孩子的爱，孩子就不知道父母是因为爱他才为他做许多事的，父母可以直接告诉孩子"妈妈（爸爸）爱你"，或通过抚摸、拥抱、亲吻来表达对他的爱。

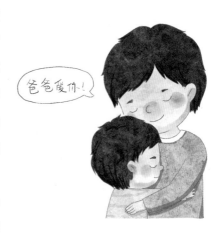

其次，当孩子会说话时，父母要用语言进行感情交流，认真了解孩子的感受，分享他们的快乐，倾听他们的想法。父母还应平等地把自己的想法，用孩子能明白的语言传达给孩子，坦诚地让孩子分享并体验父母的思想、感受和希望。不要觉得"这丁点大的孩子，他懂什么"，这种想法会阻碍亲情的培养。

以下六项指标，可以帮助父母评价自己与孩子之间的关系。

- 孩子喜欢和你说话。
- 孩子喜欢和你在一起。
- 孩子常拥抱你。
- 孩子常主动地把想法和感受告诉你。
- 他喜欢帮助你。

● 有孩子在场，你觉得愉快。

4. 教会孩子自己穿衣的方法

两岁多的孩子很想自己穿脱衣服，父母应因势利导，有意识地让孩子做他力所能及的事，这既能满足孩子的需要，又能培养他们的独立性，父母也可少些操劳。

（1）**鼓励孩子主动配合、尝试**。孩子一般喜欢脱衣服，但对穿衣服的兴趣并不高，父母可以用游戏的方式引起孩子穿衣服的兴趣，从而主动配合父母；对孩子自己穿衣服的任何尝试父母都要给予及时的鼓励和表扬。

（2）**先易后难，先学脱，后学穿**。夏天孩子穿的衣服少，训练孩子穿脱衣服比较容易。孩子的衣服要宽松，便于穿脱，可在衣服的前面适当地做标志，使孩子能分清前后，孩子衣服的纽扣要大（直径不小于 1.5 厘米），这样容易扣上。

（3）**注意衣服的摆放方法**。父母要教会孩子把衣服放在床头、椅子等便于拿放的地方，不要胡乱地放置，以免穿衣服时不方便。

5. 如何与孩子交谈

如何与孩子交谈？以下几种方法，父母可在与孩子交流时参考使用：

（1）**让孩子知道父母理解他，使他对自己有信心，从而更愿意与父母交流**。如孩子说："妈妈，我不敢去厕所。"而妈妈呵斥道："真没用！这有什么好怕的！"孩子就会觉得自己什么都做不好。如果妈妈说："我知道你害怕，我来帮你把灯和门打开，这样你就不会怕了。"这样孩子会感受到妈妈的爱和理解，逐渐消除自己的恐惧感。

（2）**父母要与孩子多交流，鼓励他发表意见和表达感情**。让孩子知道父母有兴趣听他说的话，重视他的意见，父母不妨多用这类话鼓励孩子：

"哦，是这样的吗""嗯，还有什么""真有意思"等。

（3）**父母不要单方面地对孩子讲话，而应鼓励孩子和父母多交流**。培养孩子主动表达自己的想法和情感的能力，不只是被动听父母的说教，这对发展孩子的语言、思维很有利。

（4）**帮助孩子用语言表达出自己不愉快的情绪**。年幼的孩子还不能很好地用语言表达自己情绪上的困扰，往往用哭闹、摔东西的方法来发泄。父母应理解，并用语言帮助他们叙述出烦恼，以减轻他们心中的压抑，如"我知道你哭是因为珍珍不让你玩她的新娃娃"。

（5）**用"我"字为主语的句子来反映事实，或告诉孩子成人对他们行为的感想**。孩子常常预计不到自己的行为会影响别人。当孩子行为不当时，父母用"我"字来管教他，比用"你"字更有效。比如，为了让孩子游戏后收拾玩具，用"我需要有人帮我整理一下房间"比"你看，你又把房间弄得乱七八糟"更适宜。

（6）**对孩子的指导应简明易懂，一次只给予一个指令**。如果父母同时向孩子发出几个命令，孩子不但记不住，而且还会感到不知所措。比如，对孩子说："你到房间去，把衣服放好，然后拿玩具出去玩。"孩子可能拿起玩具就走了，因为她只记住了最后那句话。

（7）**先引起孩子注意，再和他说话**。孩子注意的分配能力还不完善，他在同一个时间里只能专心注意一件事。因此，父母和他说话之前，应先叫他的名字，引起他的注意后，再与他说话。

（8）**认真地提出要求**。让孩子知道父母是认真的，并跟孩子说明必须照着做的理由。

（9）**平等交流**。眼睛的对视可以促进沟通。和孩子交谈时，有必要蹲下来或和孩子排排坐。有的父母忽略了身高对孩子的影响，"高高在上"的父母站着与孩子说话，会带给孩子心理上的压抑感。

（10）**对孩子说"请""谢谢"和"不客气"**。孩子从小就要学习应有的礼貌，应让孩子从模仿父母的礼貌语言来学说"请"和"谢谢"。如果父母唠唠叨叨地强迫孩子说"请"，只会弄巧成拙。

（11）不要中途打断孩子的话或在孩子说话时责骂他。 如果孩子兴致勃勃地回来向妈妈叙说在外面玩的趣事，妈妈却从中打断，责骂他未经允许就出去玩，会使孩子马上失去和妈妈分享快乐的兴趣。当然，妈妈有必要提醒孩子有关的规矩，但显然应在孩子叙述完后，再温和地指出。

（12）不要出言刺伤孩子。 父母不友善的话只会带来不愉快的后果，使孩子中断与大人的交流，并失去自信，所以要避免说"你真是越长越小了""我都替你害臊""你真是个坏孩子"这一类的话。

（13）用慈爱的话语激励孩子。 慈爱的话语能带给孩子更强的自信，并有助于培养孩子良好的行为。当孩子把牛奶洒在桌上时，如果父母指责孩子"你把这儿弄得一团糟"，就会造成不愉快；如果父母慈爱地说"请你把抹布拿来，我们一起擦干净"，孩子就会更乐于接受。

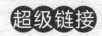
超级链接

"话痨"下的聪明娃

父母与宝宝交流的频率会影响智商吗？

心理学家给宝宝们佩戴上微型录音机，录下父母及其他监护人与孩子进行语言交流的情况。人们惊奇地发现：和家中大人的语言沟通频率越高，孩子的智商越高，逻辑分析、算术和形状认知等非语言能力也相对较强。此外，和成年人互动时听到的语言词汇越丰富，孩子掌握词汇量的速度越快。

因此，父母要做个"话痨"，多与孩子交流沟通。

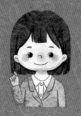

五、2岁10个月~2岁12个月宝宝的学习与教育指南

（一）动作的学习与教育

1. 看谁投得远

● **目的：** 通过举手投球锻炼宝宝手臂的力量。

家长用布缝一个小袋，内装玉米或红、绿豆（也可用球代替）。缝好后，让宝宝拿在手里，胳膊屈肘上举用力向前投出。成人可先示范投掷动作，比赛看谁投得远。

2. 钻圈

● **目的：** 训练宝宝的身体协调性，提高其运动能力。

准备一个或多个呼啦圈或救生圈，大人手持呼啦圈或救生圈立在地面，让宝宝从远处跑来钻圈。可以空手钻圈，也可捡球钻圈。

3. 双脚夹球抛滚

● **目的：** 训练宝宝支撑身体的臂力，学会屈膝、伸腿、举腿及用脚抛球、滚球的动作。

游戏前，妈妈对宝宝说："宝宝的小手很能干，会抛球，会滚球，还会做许多事情。宝宝的小腿也很能干，会走路，会跑步，也会像小手一样抛球、滚球。"

抛球

游戏时，妈妈让宝宝坐在草地上，双臂向后用手撑在地上，上身后仰，将球放在宝宝两脚中间，教宝宝用脚夹住。然后教宝宝两膝弯曲，两腿抬高，将夹着的球举到空中，用力向空中抛出，球落下，滚出去，宝宝将两腿放下。此游戏可以反复进行。

滚球

用抛球同样的准备姿势，两腿将球夹在中间，然后用脚轻轻地将球向前推出，使球向前滚去。妈妈坐在宝宝对面，用脚将滚过去的球接住，再向宝宝方向推球，使球滚向宝宝，继续进行。

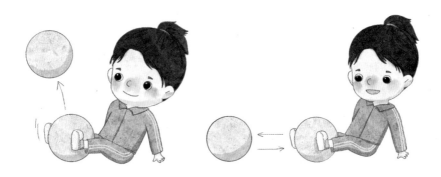

4. 看谁拍球拍得多

● **目的**：发展上肢力量，锻炼眼手协调能力。

大人与宝宝每人手里拿一个皮球，和宝宝一起拍。一边拍，大人和宝宝一边数数。

5. 揪尾巴

- **目的：**锻炼宝宝的躲闪能力。

找几条有颜色的带子，爸爸或妈妈和宝宝各自将彩带的三分之一塞进裤腰里，其余的部分拖在外面当"尾巴"。"尾巴"不可太短，否则宝宝不容易抓住。家长和宝宝相距1.5米远，面对面站立，同时数"一、二、三"，两人同时开始左右挪动，互相揪对方的"尾巴"，揪"尾巴"时要注意不得推拉和相互拥挤。游戏以先揪下对方"尾巴"者为胜。当宝宝熟练掌握游戏后，可增加难度。游戏时再加上一位家长，让宝宝在揪一位家长"尾巴"的同时躲避另一位家长揪自己的"尾巴"。这样三个人揪"尾巴"，先揪到"尾巴"的为胜。

6. 手推车

- **目的：**训练宝宝身体悬空，两手着地爬行。锻炼宝宝的颈肌、臂肌、腰肌及腹肌。

抱腰推行

要求宝宝两手撑在地上，两腿伸直，家长双手托住宝宝腰部向上抬起，使两腿离开地面，同时对宝宝说："宝宝是小推车，要用两手代替车轮向前爬行。我是推车人，我向前推时，你要用两手掌在地上轮换着向前爬行。"然后，边推腰部，边指导宝宝向前爬，向左或向右转弯。

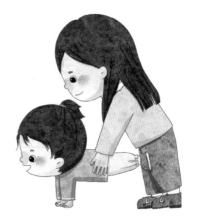

抱腿推行

要求宝宝两手仍旧撑在地上，家长站在宝宝的脚后，用双手将宝宝的小腿向上抬起，向前方推着，促使宝宝爬行。同时说："推呀推，推呀推，小推车向前走。向左走，向右走。到站了，停下来。"

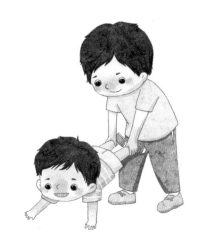

7. 荡秋千

● **目的**：发展身体平衡能力。

家长在门栏上拴两根绳，绳端系一块长方形的毛巾或木板做成秋千（也可以购买宝宝秋千）。让宝宝坐在毛巾或木板上，抓紧绳子。家长在旁边保护，来回荡动绳子，根据宝宝的耐受情况决定荡动的幅度。注意毛巾或木板要捆紧。

8. 踢球入门

● **目的**：学习瞄准，训练足眼协调能力，锻炼体能。

用一个大纸箱，剪去一面就成为球门。爸爸同宝宝一起将球踢入门内。经过反复练习，宝宝已经能瞄准将球踢入门后，便可以同其他小朋友一起比赛；或者由一个小朋友守球门，将别人踢来的球接住。

踢球是孩子们都喜欢的运动，尤其是男孩子。不过注意球门安放的地方最好在户外；远离邻居的窗户和门，以免在踢球时把邻居的门窗玻璃损坏；千万不要在马路上踢球，来往车辆较多太危险。家长最好帮助宝宝选择适宜地点再开始玩。

9. 套圈

● **目的**：练习抛扔动作。

爸爸妈妈可以在超市购买塑料圆环或者自制套圈圆环。把一些细的塑料瓶、易拉罐或能竖直坐稳的玩偶等在地上摆放好，让宝宝距离所要套的物体约一米远，教宝宝把圆环抛出，套中的物品为奖品。可与大人比赛，看谁套中的东西多。

10. 我是小动物

● **目的**：让宝宝跟着爸爸妈妈学做动物的动作，训练其上下肢动作及协调性。

小鸟飞

双臂侧平举，上下摆动，原地小步跑。

小兔跳

两手放在头两侧（模仿兔子耳朵），双脚一步步地向前跳。

马儿跑

双臂前曲，手握拳原地跑。

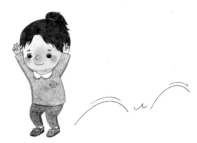

11. 跳高

- **目的**：发展下肢力量和弹跳能力。

在地上拉一根橡皮筋（用橡皮筋可防止把宝宝绊倒），离地面高度为10 ~ 15厘米，让宝宝从橡皮筋上方跳过去。跳之前，大人可先做示范。和宝宝一起跳，宝宝会非常高兴。

12. 装球进瓶

- **目的**：锻炼宝宝捏的能力，培养宝宝的专注力和坚持性。
- **前提**：学会用筷子。

开始让宝宝练习往瓶子里装球时,瓶子口应该大些、矮些,最好是透明的,如小果酱瓶。这样，宝宝易装、易看，瓶子也易满。宝宝容易看到自己的成功，增强自信心。

13. 学用剪刀

- **目的**：学会用工具，锻炼手部小肌肉的灵活性。

选购儿童用的钝头剪刀，让宝宝用拇指插入一侧手柄，中指插入对侧手柄，食指在手柄之外帮助维持剪刀的位置。宝宝初学时常常将纸夹入剪刀缝内，这时食指的作用是使剪刀两片靠拢能将纸剪开。初学时，妈妈可以替宝宝将纸剪开个小口，让他继续剪开。对3岁宝宝只要求会拿剪刀，能将纸剪开，或者会将纸剪成条儿就不错了。在用剪刀的过程中要有大人在一旁监护，防止宝宝伤到自己或他人。

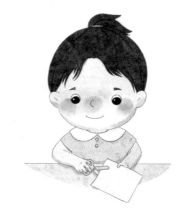

14. 金鸡独立

● **目的：** 练习单脚站立，锻炼宝宝的腿部肌肉，培养身体的平衡性。

先用一只脚站稳，再提起另一只脚，膝盖弯曲，脚尖下垂。右手手掌向前弯曲放在头上作鸡冠，左手手掌放在身后向上翘作鸡尾巴。大人和幼儿一起做金鸡独立，一起数，看看谁先坚持不下去了。练得好的幼儿可坚持1分钟，大多数幼儿可坚持40秒左右。

15. 兔宝宝的项链

● **目的：** 尝试用不同的绳子穿吸管，发展手眼协调能力。

出示玩具兔宝宝，让宝宝抱一抱、亲一亲。家长拿起一根绳子穿吸管："小绳子，钻洞洞，钻出洞洞露头头，捏住头头拉一下，项链做好啦！"提醒宝宝仔细看家长穿的时候用手捏住绳子的哪个部位，穿过后怎么拉的。宝宝尝试穿项链，鼓励宝宝先用硬、粗的绳子穿，再尝试用细、软的绳子穿。帮宝宝将穿好的项链系好，并鼓励宝宝给兔宝宝戴上，让宝宝体验动手的乐趣。

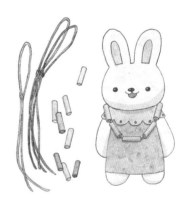

（二）认知、语言的学习与教育

1. 了解物体属性

● **目的：** 通过图片配对、口头分类、快速分辨等多种形式加深宝宝对物体属性的理解，培养宝宝的注意力。

图片分类或实物分类。宝宝用过的认物图片、配对图片，及吃、穿、用、玩等物品都可以用来学习分类。要求宝宝将它们按吃、穿、用、玩及其他类分别放入5个盒子，再逐个盒子检查有无放错地方的，使宝宝进一步认清物品的用途，从而分清类别。

学习口头分类。家长说物名，宝宝说用途。也可以由宝宝说物名，家长说用途。互相问答，范围可以无限扩展。凡是临时不好分的，如天、地、风等都先放其他栏中，以后再解决。

快速分辨。可以口头举出5种东西，挑出其中哪一种不能吃，如香蕉、苹果、桃子、桌子、梨。如果宝宝仔细听，马上就知道桌子不能吃，不仔细听就找不着。也可以挑出哪一种不是蔬菜，如茄子、冬瓜、西瓜、扁豆、洋葱，看看宝宝是否能听出来爸爸故意加入一个西瓜让宝宝挑出来。这种游戏首先要宝宝集中注意力，其次要挑出其中不同的一种。宝宝学会后可以出题反过来考考爸爸。

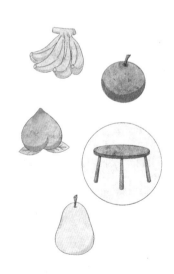

2. 学习用刀分割物体

- **目的**：学会用刀子做简单的分割。

平时宝宝如果要吃半块饼或半个馒头，总是妈妈用刀将馒头分开，现在轮到宝宝自己来做。先准备一把圆头的餐刀，右手握刀时先看清锋口向下，左手固定要切的馒头，留出要切开的部位将刀的锋口朝下，使劲将馒头切开。学习使用刀子应从容易切的食品开始，如切开豆腐、切开点心、切开山楂糕等；逐渐再学习切开较硬的东西，如苹果、橙子等。学会用刀子是很重要的，日常生活中经常要用，许多家长都害怕宝宝会伤害自己，样样代劳，剥夺了宝宝学习的机会。宝宝在玩过家家时经常用玩具刀模仿妈妈切菜，一旦真的会自己使用刀子，看到自己会将东西切开，心情是十分激动的。练习时家长要注意保护。

3. 学习复述

- **目的**：培养宝宝的记忆能力。

宝宝识数之后较容易学习复述，如复述电话号码、门牌号、车牌号，及日常见到的一些数字。父母在日常生活中可以多次重复手机号码、门牌号，同时提醒宝宝复述，逐渐培养宝宝的记忆力。

4. 包剪锤游戏

- **目的**：理解循环游戏。

这是儿童都喜欢玩的游戏。在两岁半前后，宝宝就会学着用手指比作剪刀、布包和锤子，那时还不懂得输赢，直到两岁十个月左右才慢慢从玩中懂得了输赢。学懂了这种循环制胜的道理是一种进步，往往在一些不易于解决的问题上，用这个游戏就易于解决了。如当两个宝宝都想玩一种玩具时，先猜拳，谁赢了可以先玩，输了的后玩。又如口袋中只剩一块糖果，该给谁吃呢？也可以猜拳决定，谁赢了就给谁吃。

5. 散步找宝藏

● **目的**：让宝宝学习分类，也可学到许多自然科学方面的知识。

游戏前，父母给宝宝准备一个小篮子。散步时，父母可让宝宝手提小篮子，到公园拣拾各种物品，如小石头、落叶、花瓣等，可以建议宝宝找各式各样的"宝贝"。回家后，父母教宝宝把捡来的"宝贝"按品种分类，并告诉宝宝它们的名字。

6. 神奇的小布袋

● **目的**：训练触摸的能力。

家长拿着装满各类物品的口袋，念儿歌给宝宝听："神奇的口袋东西多，请你过来摸一摸。"并告诉宝宝："请你到袋子里摸一件东西，摸完告诉我你摸到的是什么，但不许偷看。"在宝宝将说出的物品一一摆放出来后，家长可提高要求："请你说出这些物品属于哪一类？比如香蕉、苹果是水果类，手帕、袜子是哪一类？"并让宝宝将物品归类放好。

7. 画人

● **目的**：通过绘画加深对身体部位的认识，增强宝宝记忆再现的能力。

自从宝宝学会画圆圈以来，已经画过许多圆形的物品。有些宝宝还会画上下两个圆圈表示不倒翁，这就是画人的开始。这时父母可以让宝宝仔细观察自己的脸，让宝宝在自己画的圆圈内添上各个部位。多数宝宝先画眼睛，

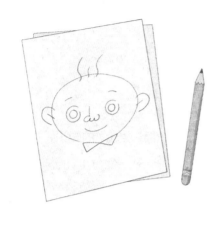

画出两个小圆圈表示眼睛。有些宝宝在圆圈的顶上添几笔，画出几根头发。这时，家长可以帮助他再画上鼻子和嘴，问宝宝"耳朵该画在哪里"，并让他去画。家长可以示范画一条线代表胳膊。家长示范画一条腿，让宝宝画上另一条腿。还可以问宝宝："还该画些什么？"

有时他喜欢画一个肚脐在大圆圈中央，或者在胳臂的末端画一个"X"表示手指，这种互相添加的画法会使宝宝感到非常高兴。

有时还可以三个人共同作画，每个人只许画一个部位，看看最后成什么样子。可以由宝宝开始，爸爸妈妈各画一个部位，这样画出来的人会更加详细和复杂。如眼睛会有眼珠，鼻子会有两个鼻孔，嘴会有上下唇，胳臂末端会有手指，腿下面有鞋，身上会有衣服，等等。宝宝不会画，只要说出来就算数，家长可握着宝宝的手帮他画。通过这种学习，宝宝对人身体上各个部位会有进一步的认识，下次再让他自己添画部位时，可以增至 3 ~ 4 处。

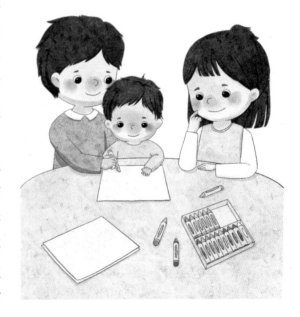

8. 音乐律动

● **目的**：学习动作和节拍一致，享受群体欢乐。

家庭所有成员拉成大圈，按手机的音乐做有节律的动作。如"1、2、3，左右左"，脚在地上踏步，第4拍时拍手转向右侧；再"1、2、3，左右左"时面向圈内，第4拍时拍手转向左侧。原地踏步不出错后可以改为向右和向左、向前和向后、踏步和转身，动作可以随音乐而改变。宝宝在拉大圈的游戏中，感到自己是其中的一员，能够享受集体游戏的快乐。

宝宝都喜欢拉大圈，如果一同背诵儿歌"我们都是木头人，不许说话不许动"，当第一个木头人倒下时全体哗啦都倒下，宝宝们会感到十分开心。在音乐节奏下练习律动，效果就会更好。

9. 认识冬天和夏天

● **目的**：通过衣服和食物等区分冬季和夏季。

取不同季节的图片或挂历让宝宝区分哪张是冬天，哪张是夏天。冬天人们都穿得很厚，有棉衣、羽绒衣、厚毛衣、棉鞋、帽子、手套等；夏天人们穿得很单薄，女孩子穿裙子，男孩子穿背心和短袖，脚上穿凉鞋。冬天北方下雪刮大风，天气寒冷时家家都爱吃火锅涮羊肉等；夏天常常有雷雨，太阳正午时天气炎热，人们常常吃冰棍、吃西瓜。

在3岁之前，宝宝基本上只认识差别最大的两季。等冬天过后，河里的冰化开，柳树长出叶子，桃树开花时才认识春天。到夏末秋初天气开始凉爽，穿上毛衣，枫树有了红叶或者树叶发黄时才认识秋天。

10. 明天我们干什么

● **目的**：让宝宝对将要发生的事情有心理准备，能积极配合。

宝宝会经历一些新事物，应事先做一些必要的介绍，使宝宝有心理准备，宝宝才能很好地合作。例如，明天要带宝宝去打预防针，应先同宝宝讲清楚，打针可以预防疾病，所有同宝宝一样大的孩子都要去，宝宝要勇敢，阿姨打针时不哭不闹。

如果带宝宝去看病，要告诉他医生看病时要听医生的话，医生让张开口时自己张开，很快就会结束。如果要化验取血，也要讲明医生只扎一针，取一点血检查，如果哭闹扎不准就会扎好几针。家长可以陪宝宝进去，站在旁边鼓励他不必害怕。

每次宝宝有了新的经历都要请他复述。最好的办法是让宝宝给布娃娃打针，给布娃娃看病，让宝宝告诉布娃娃应当怎样合作，既帮助孩子理解了事物，也发展了语言表达能力。

11. 照镜子

● **目的**：加强宝宝对于脸和身体的认识，也能增强他们的观察力。

妈妈在宝宝面前戴上漂亮的发夹，然后对着镜子做出高兴的样子，让宝宝注意。然后将发夹夹到宝宝头发上，让她在镜子面前细看一番，然后妈妈要赞赏宝宝的可爱装扮。

12. 小手游戏

● **目的**：加强宝宝指掌、腕、肩等部位的关节、肌肉的运动，促进宝宝语言、智力的发展。

适合2～3岁宝宝做小手游戏的儿歌有五段，每段12拍，父母先给宝宝讲解儿歌，并做示范，然后按儿歌节拍去做。

儿歌如下：

小手游戏儿歌

你也有，我也有，人人都有两只手，两只手。

手儿白，手儿净，经常洗手不得病，不得病。

左手转，右手转，左手右手绕线线，绕线线。

手儿灵，手儿巧，十指尖尖问个好，问个好。

手指粗，手掌大，团结起来力量大，力量大。

手的动作如下：

第1段

拍手（双手按节奏对拍）。

第2段

甩手（双手先合放于胸前，甩手时，双手分开，向上、向外用力甩出，呈摊开双手状，为一拍；随后翻手一甩，变为掌心向下，为一拍，如此反复。）

第3段

绕手（"左手转"：右手绕左手转一圈。"左手右手绕线线"：双手互绕，做纺线动作。）

第4段

抵指尖（掌心相对，左右手指尖相抵，呈定指状，随即分开，每抵一次为一拍。两手相应手指抵正、抵齐。）

第5段

叉手（手指分开，左右手指互相插入指缝中，再分开，每叉一次为一拍。最后一拍，双手叉在一起呈拱手状，要紧握在一起，表示团结力量大。）

13. 补充缺图

- **目的**：发展观察力、注意力以及完整认知事物的能力。

家长可以用纸画出一些动物，故意少画1～2个主要部分，让宝宝指出或用笔填上。先要让宝宝找出容易发现的部分，如人脸上的嘴巴、小白兔的耳朵、大象的鼻子、牛的角或尾巴等，让宝宝迅速觉察，学会自己补充。以后可以寻找儿童图书中的缺少或错误的部位，如房屋没有门窗、椅子缺少一腿、汽车缺了一个轮子等，让宝宝补充。

要找出图中缺少的部分，首先头脑中要有该物品全貌的完整印象，最好一边看缺少部分的图，一边猜想完整的图作对照，使宝宝能马上得到答案。

14. 猜谜

- **目的**：促进语言和认知发展。

家长先编谜语让宝宝猜，如"圆的，吃饭用的""打开像朵花，关闭像根棍，下雨时用"，宝宝会高兴地猜出是什么。这种容易的谜语宝宝也会自己编，让家长猜，如果编得不太对，家长可以给予更正。

轮流猜谜和编谜是发展语言和认知的良好方法之一，它可以让宝宝用简单的话去形容一物，或背出它的主要用途。猜动物谜语时，可用形态或生活习性去形容，如"有一对长耳朵，最爱吃胡萝卜，是什么动物""凸眼睛、膨肚子，在水中生活是什么"等，家长先编2～3个，宝宝就会开始想着自己编。

15. 水果配对

- **目的**：培养宝宝的观察力及认知的匹配能力。

准备：购买4种以上水果若干，果盆4个。

家长给宝宝出示苹果、梨、香蕉、橘子各若干，然后再出示贴有苹果、梨、香蕉、橘子图案的果盆各一个。让幼儿进行水果配对，将水果放到相应的果盆里，最后让宝宝学说水果的名称。

16. 有趣的肢体活动

● **目的**：通过一些具体、形象的肢体活动，帮助宝宝感知和理解抽象的空间概念。

让宝宝尽其所能地把手往上举，激发他想一想，用什么办法能使身体显得更高，如踮脚尖、踩凳子等。

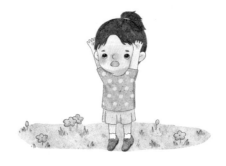

让宝宝在站、坐、躺的情况下，抬起手、脚，体会"高"的感觉。

让宝宝弯下腰，用手碰自己的膝、脚趾和地板，体会"低"的感觉。

让宝宝做蹲下和起立，躺下和起立，爬上、爬下或滑下等一系列动作，进一步理解上下及高低的概念。

17. 学诗词

回乡偶书

［唐］贺知章

少小离家老大回，乡音无改鬓毛衰。

儿童相见不相识，笑问客从何处来。

● **解说**：小时候离开家乡，到老了才回来。家乡的口音没有变，头发已经白了。小孩见了不认识，笑嘻嘻地问："老爷爷，您从哪儿来？"

相思

［唐］王维

红豆生南国，春来发几枝？

愿君多采撷，此物最相思。

● **解说**：红豆树生长在南方，春天到了，它长出了多少枝叶？希望你多采一些红豆，它最能引起人们的思念之情。

望庐山瀑布

〔唐〕李白

日照香炉生紫烟，遥看瀑布挂前川。

飞流直下三千尺，疑是银河落九天。

● **解说**：阳光照在香炉峰上，紫色的云雾从山里飘起，远远望见瀑布好像白色绢绸挂在山前。水流从很高很高的山上飞下，让人以为是银河从天上泻落到人间呢！

18. 益智童话

小白兔又输了

小白兔自从和乌龟赛跑输了后，脸上无光，发誓要赢回失去的名誉。

离小白兔家不远，有一座小山坡，坡很陡、很高。每天早晨，小白兔早早起来，在山坡上练习跑步：从山脚跑到山顶，然后走下来，再从山脚跑到山顶……

练了一段时间，小白兔的跑步能力，无论是速度还是耐力，都有了很大的提高。

小白兔充满了信心，一天，他找到乌龟，提出要和他再举行一次公开赛跑。

乌龟猜到小白兔的用意：一方面是为报上次惨败之仇；另一方面是向众多动物朋友展示，小白兔终究是会赢乌龟的。

乌龟深知自己凭实力是远远跑不过小白兔的，上次侥幸赢他，完全是因为小白兔骄傲，半途睡大觉的缘故。

于是乌龟借口有病，拒绝了小白兔的挑战。

小白兔急得眼睛血红，但无可奈何，大骂了乌龟一通，悻悻然地回家了。

乌龟被骂，心里不舒服，决定再给小白兔一次教训。连夜，他去拜访小黑狗，请小黑狗和小白兔进行一次赛跑。

小黑狗有点犹豫，说他不一定跑得过小白兔。

乌龟却说："我保证你赢他，关键是看怎么发挥你的特长，利用小白兔的短处。"

小黑狗赶紧问有什么诀窍，乌龟神秘地笑笑说："你和他比赛跑下坡……"

小黑狗听了大笑，心想：小白兔，这回，你又输定了。

第二天，小黑狗去找小白兔，说自己愿意和他赛跑。不过，要比赛跑下坡。

小白兔正为乌龟不肯应战生闷气，见小黑狗主动提出，也不考虑小黑狗提出的条件，立即答应了。

选定的比赛日期到了，动物们都赶来观看。有的知道小白兔天天练跑，认为这次小白兔一定会赢。

小白兔和小黑狗做好了准备，站在山坡顶上。

裁判长颈鹿一吹起跑哨声，小黑狗就飞也似地冲下去，一路领先。可小白兔不知怎么，刚一迈步就连摔跟头。

结果不用说,小白兔又输了。他在动物观众一片"唏嘘"声中面红耳赤,不敢抬眼看他们……

乌龟要小黑狗和小白兔比跑下坡,你知道是为什么吗?

● **解说**:小白兔的前腿短、后腿长,比下坡,前腿不吃劲儿,坡又陡,只好翻跟头了。小黑狗却不怕下坡。

小金鱼死了

熊爸爸出差回来,带回两条小金鱼,一条是红的,鼓眼泡;另一条是白的,长尾巴。

小熊高兴极了,他找来一只玻璃缸,把小金鱼养在里面,配上绿绿的水草,漂亮极了!

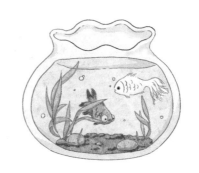

小伙伴们知道后,都跑来看,非常羡慕小熊。

"下次我爸爸出差,我叫他再带金鱼回来,送给你们养。"小熊向小伙伴许诺。

这一天,小熊一家正在吃饭,小猩猩跑来送口信,说小熊奶奶病了,要小熊一家快去。

熊妈妈听了,急得跟什么似的,催促熊爸爸和小熊快准备准备,赶紧去。

小熊想起小金鱼，问："妈妈，两条小金鱼怎么办？不换水，不喂虫，他们要死的。"

熊妈妈想想，说："你的小伙伴不是也很喜欢小金鱼吗？这几天就送给他们去养吧。"

小熊觉得这个办法可行，就打电话给小袋鼠，请他代养几天小金鱼。

小袋鼠一口答应，并立即赶了过来。

三天后，小熊一家回来了，小熊找到小袋鼠，问金鱼好不好。

谁知小袋鼠一见小熊就难过地哭起来，说小金鱼死了。

小熊听了急得跟什么似的，忙问这是怎么回事。

小袋鼠领小熊进屋。小熊一眼看见，玻璃缸里的两条小金鱼肚子朝天，漂在水面上，死了。

"小金鱼是怎么死的？"小熊眼睛红红地问。

小袋鼠说："我也不知道。昨天晚上小刺猬和小狗来找我玩，我们看了一会儿电视，然后一起看金鱼。后来我想起该给金鱼换水了，便把鱼缸里的水倒掉，这时小狗把一杯凉开水倒进了玻璃缸。"

小熊听到这里，惊叫道："凉开水怎么可以倒进鱼缸里？"

"小狗说凉开水没有细菌，鱼在里面不会生病啊。"小袋鼠说。

"哎呀，错了，错了！这个该死的小狗，鱼是被他害死的！"小熊气呼呼地说。

你知道凉开水为什么不能用来养鱼吗？

● **解说：** 凉开水经过高温，杀死了细菌，也失去了氧气，小金鱼在没有氧气的凉开水里是不能存活的。

（三）情绪、社会交往的学习与教育

1. 做有礼貌的小客人

● **目的**：培养宝宝礼貌待客，行为有规矩。

到了周末，全家准备到奶奶家做客。因为正好是爷爷的生日，奶奶家的所有孙子辈都会来祝贺，父母应该事先作一些指导。进家门口，先问爷爷奶奶好，特别要祝过生日的爷爷生日快乐。当爸爸妈妈给爷爷送礼物时，千万不要争着打开盒子和包裹，要完整地交给爷爷或奶奶。当老人递来吃的东西时，要先拿最小的，并且马上说"谢谢"。如果表兄弟或堂妹

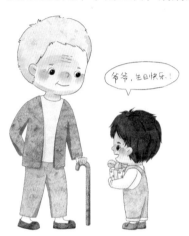

妹们都已经先到，应当主动打招呼，同他们一起玩。不能翻爷爷的抽屉和柜子取东西，需要时要"请"奶奶拿，特别注意，要爱护爷爷家的古董和收藏物，如字画、瓷器及装饰物，千万不要弄碎和损坏了。另外，在吃饭时如果大人多，宝宝们可以另开一桌，更加方便一些。如果有成人一起吃饭要懂规矩，所有人都坐齐之后才开始吃。宝宝应当让爷爷知道自己已经长大了，能自己吃饭，不用成人喂。桌上的好东西先让老人吃，自己后吃。离开奶奶家时一定要说"再见"。回家后，父母对当天宝宝的表现要作评价，表扬好的地方，提出下次要改正的地方。

2. 妈妈的表情

● **目的**：在生活中让宝宝感受情绪的变化。

宝宝的心灵是敏锐的，大人的情绪反应和变化他们大多能觉察到。妈妈

不妨把自己的各种情绪说给宝宝听，增进宝宝对妈妈的了解，使宝宝学会体谅大人，并且懂得基本的行为准则。

妈妈可以用语言表达自己的情感，如"宝宝不好好吃饭，妈妈会担心宝宝生病，也会觉得很生气"。此外，可以让宝宝看脸谱（画出妈妈的四种表情：高兴、生气、发火、难过），也可以由妈妈直接做出表情让宝宝观察。

3. 我带路

● **目的**：让宝宝认识家的位置及周围的环境，学习认路，提高自我保护意识。

父母要告诉宝宝自己家所在的街道、门牌号，并带宝宝熟悉自己家周围的建筑物或重要标志，如附近的副食店、超市、医院等，让宝宝逐渐学会认门认路。父母领宝宝散步时，故意告诉宝宝："宝宝，爸爸妈妈忘记了回家的路，你能领我们回家吗？"让宝宝带领爸爸妈妈回家，如果宝宝不能清楚地记得回家的路，可适当地提示他，让宝宝能顺利找到家。

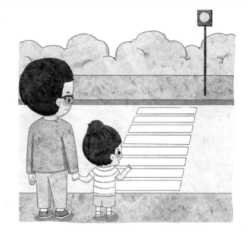

4. 悄悄话

● **目的**：通过临睡前和宝宝的悄悄话促进亲子间的感情。

让宝宝坐在你的腿上，或把他搂在怀里。在宝宝的耳边轻声低语："宝宝，妈妈要告诉你一个秘密。"这时，宝宝会充满好奇，期待着你的下文，或者会咯咯笑个不停。抱紧宝宝，继续轻声细语："这是关于宝宝的一个秘密。"

略停顿，双眼注视宝宝，继续悄悄地说："宝宝是个乖宝宝。"再挨着宝宝的另一个耳朵说："妈妈还有一个秘密，你想知道吗？"宝宝会点头或大声嚷嚷，妈妈继续贴着他的耳朵轻轻说："妈妈爱宝宝。"这时，妈妈可以亲亲宝宝的脸。

然后，妈妈可以称赞一下宝宝当天的良好行为，说一说你的期望；也可以让宝宝说说他的悄悄话，说不定会有意外的发现！

5. 学当助手

- **目的**：参与家务劳动，体验劳动快乐，认识身边的事物。

妈妈在做家务时可以请宝宝来帮助，让宝宝当个小助手，如帮妈妈在厨房中剥葱、剥蒜、剥花生等，宝宝都乐意学着干。宝宝会高兴地坐在妈妈身边，一边干，一边听妈妈讲述有趣的事情，这样宝宝可以练习手指的技能。

爸爸干活时也可以请孩子来当助手，如递工具、固定物品等。经常当助手的宝宝在无意中会学到不少本领。如经常帮爸爸研墨的宝宝会很喜欢写毛笔字，经常帮妈妈绕毛线的宝宝也会对编织很感兴趣，经常帮奶奶穿针的宝宝学习缝补、钉扣会很快。宝宝从小当大人的助手，能知道许多细节，只有去做才能真正体会。

6. 过春节

- **目的**：参与家庭活动，培养合作意识。

节日来临前，父母可领着宝宝去商场，购买节日所需的一些用品，如食物、年画、春联等，同时告诉宝宝即将到来的节日名称及与节日相关的一些风俗习惯。回家后，父母和宝宝一起布置家或与宝宝一起准备节日的食物，让宝宝帮着择菜、包饺子。既锻炼宝宝的合作意识，又可以帮助宝宝认识社会生活，感受节日欢快的气氛。

7. 谁的力气大

- **目的**：通过爸爸、妈妈、宝宝之间的亲子游戏，让宝宝体会到家的快乐和温暖。

- **准备**：在地毯上或地板上铺一块大毛巾。

妈妈和宝宝面对面跪坐在地上，双膝相抵。两人的左手放在背后，伸出右手钩住对方的手腕，比赛腕力。爸爸做裁判。

妈妈和宝宝并躺在地上。双手抱胸，各伸出一只脚相互钩住，比赛脚力。比了左脚再比右脚。

- **游戏时应注意：**

游戏时加入表情和声调，增加气氛，提高宝宝的兴趣。

爸爸和妈妈也可以比一比，让宝宝模仿当裁判。

有时不妨假装输给宝宝，以增加趣味。

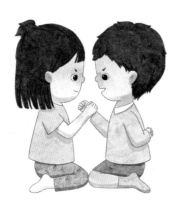

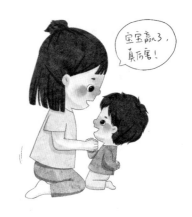

宝宝赢了，真厉害！

8. 给妈妈画张像

● **目的**：让宝宝学会观察；让宝宝从了解妈妈的外貌开始，了解妈妈的辛苦和不易。

● **准备**：图画纸一张、水彩笔一盒、小镜子一面。

先让宝宝拿镜子，仔细地将自己的脸看清楚，再看看和妈妈的有哪些不一样的地方。爸爸可在一旁引导、鼓励宝宝观察：宝宝的眼睛和妈妈一样漂亮；妈妈的眉毛细细长长，宝宝的眉毛弯弯的；妈妈的头发卷卷的，宝宝的头发短短的。

借着宝宝正专心观察妈妈的机会，爸爸可讲一讲妈妈当年怀宝宝时的辛苦、不易，等等；妈妈也可以回忆一下，讲一段自己的童年故事，每个宝宝都很有兴趣了解妈妈的过去。

让宝宝自由地画一画妈妈，看看妈妈在他的心目中是什么形象。

让宝宝将"妈妈的画像"装饰一下送给妈妈。

9. 猜一猜，"大山"里面是什么

● **目的**：通过妈妈和宝宝的互动，增强亲子之间的情感。

先和宝宝约好要猜妈妈身体的哪个部位，如头、膝盖、手指和脚趾等，然后用毯子把妈妈的身体完全罩住，呈"山"的形状，让宝宝猜头或膝盖在哪里，可以用手摸一摸。开始时不作伪装，渐渐地可以变化体形，增加难度，让宝宝费点心思。

● **注意**：

（1）如果宝宝猜不中，可以给他一个机会掀开毯子看看。

（2）也可让宝宝钻入毯子里，妈妈来猜一猜。你会发现宝宝也挺会伪装哄大人呐！

10. 修补破书

● **目的**：养成不随意破坏东西、整理物品的好习惯。

宝宝长大了，不再像小时候那样喜欢撕书，但也会有不小心将书撕坏的时候。这个时候，家长不可以将书扔掉，应该和宝宝一起将书用剪刀、透明胶带、胶水等工具修补好。宝宝学会修书后，对书本的爱惜程度就会加大。修补好书本后，还必须将书整齐地摆放在书架上，想要观看的时候再取下，养成收拾物品的习惯。

11. 小熊生病了

● **目的**：让宝宝学会关爱他人。

妈妈把毛绒玩具小熊放在宝宝的小床上，说："小熊生病了，宝宝去看望它吧。"

妈妈可以先示意宝宝："去看望病人，我们该带些什么东西呢？"到了宝宝的小床前，看看宝宝对小熊说些什么，妈妈可以代替小熊和宝宝互动、交谈。

12. 做个小主人

● **目的**：帮助宝宝掌握基本的社交礼仪。

妈妈和宝宝一起玩"做客"的游戏，妈妈扮成客人，到宝宝家做客。妈妈模拟敲门声"当，当，当"，并对宝宝说："你好，我到你家来做客了。"请宝宝根据情节来招待客人，在游戏中说"你好""请喝茶""不客气""再见"等礼貌用语。

13. 收拾小书包

● **目的：** 为宝宝入园做好准备。

为宝宝准备一个小书包，里面
有宝宝的小故事书、蜡笔、小铅笔、
卷笔刀等。

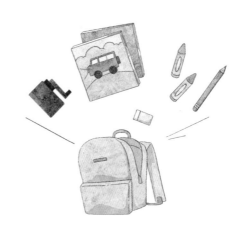

先把书包挂在宝宝拿得到的
地方，然后和宝宝做上幼儿园的游
戏。妈妈当老师，给宝宝上课，然
后由宝宝讲述故事、唱儿歌、画画。
过一会儿后，妈妈说："小朋友们，
现在下课了。"然后让宝宝收拾东
西回家，看宝宝是不是可以有条不紊地把拿出来的物品全部放回书包。

14. 洗手绢

● **目的：** 培养自理能力。

宝宝很喜欢玩水，也喜欢玩肥皂，可让他用肥皂将自己的手绢洗干净，
用水漂净再晾晒在自己够得着的地方。嘱咐他要自己留心查看，自己将晾干
的手绢收好。会洗手绢之后，下一步是洗自己的袜子，看看宝宝能否将袜子
洗净。

15. 我来学刷牙

● **目的：** 通过儿歌的形式掌握刷牙技巧。

妈妈先熟悉歌谣。

刷牙歌

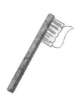

水杯接水半杯满，牙刷入杯要浸湿。

挤出牙膏黄豆大，再给牙膏戴帽子。

喝口水来漱漱口，小小牙刷手中拿。

上排牙齿向下刷，下排牙齿向上刷。

咬合面上来回刷，牙齿内侧也要刷。

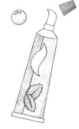

刷完牙，漱漱口，牙膏沫沫吐出来。

牙刷牙杯洗一洗，轻轻摆来放整齐。

刷完牙，擦擦嘴，牙齿白净人人夸。

给宝宝示范接水、挤牙膏、刷牙的动作。早晨和晚上洗漱时，妈妈可以通过儿歌提醒宝宝刷牙的步骤。

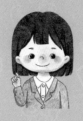

六、给爸爸妈妈的建议

（一）2岁10个月～2岁12个月宝宝的教养建议

1. 充分运动

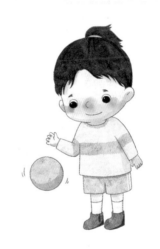

有一句话是这样说的："动作是智力大厦的砖瓦"，说明孩子的运动能力和智力发展密切相关。儿童通过肢体的动作，广泛接触外界事物，能够了解事物的属性，认识事物间的关系，如水是液体的、流动的，石头是坚硬的，泥土是柔软或带有黏性的。所以，要想智力得到很好的发展，让孩子的肢体和手的动作得到充分锻炼是很重要的。如果有条件，可以从这时起让孩子接受像武术、跳舞等的启蒙教育。也可以让孩子开始游泳，或让孩子经常练习类似拍皮球等的技巧性运动。

● **特别建议：** 每天两小时以上的户外活动时间。

2. 适量劳动

对宝宝劳动习惯、劳动观念的培养，要通过日常生活中的点点滴滴入手。

可以让 2～3 岁的宝宝做些自我服务的简单事情，如自己洗手、自己吃饭、自己脱衣服等。稍大些，可以让宝宝干些力所能及的家务活。其实，宝宝帮助大人做家务活，除了能培养宝宝的劳动习惯及良好的品德外，也能促进宝宝聪明才智及心理品质等方面的发展。

3. 劳动中的注意事项

在分配宝宝做家务活时应注意以下几点：

（1）**在劳动中建立宝宝的自豪感，尊重宝宝的劳动成果**。宝宝能力有限，父母不能以成人的标准去要求宝宝，要及时肯定、表扬宝宝的干活热情及干得出色的地方。如果有什么不足之处，也应该以鼓励的口吻指出，切不可全盘否定。比如，宝宝第一次扫地，宝宝或许扫得不尽如人意，妈妈切莫夺过扫帚代宝宝重扫，也不要在旁唠唠叨叨指责监督，这会打击宝宝的积极性。这样，以后他就再不敢承担家务劳动了。

（2）**尽可能努力使家务活轻松愉快**。尽量使宝宝的劳动带有游戏的性质，宝宝在劳动过程中常常是边玩边做，如洗手帕时就玩肥皂、擦桌椅时就玩水，父母对此不要苛求。因为当劳动只成为纯粹的义务而无任何乐趣的话，是很难让宝宝热爱劳动、坚持劳动的，这将不利于劳动情感的培养。

（3）**在做家务活时给宝宝指导和督促，但应允许宝宝在干活的过程中有更多的自由**。父母既不要树立不现实的高标准，也不能允许宝宝干活敷衍了事、马马虎虎，要提出建设性批评，指出执行任务中积极的方面，

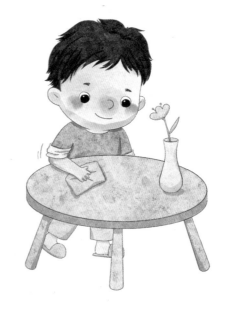

并提出进一步改进的方法。

（4）父母要成为热爱劳动的榜样。宝宝对待劳动的态度会受到父母劳动态度的影响。如果父母认为干家务活是令人讨厌的或降低身份的事，是因为没办法才不得不做的，那么这种消极态度将会影响你的宝宝。因此，做父母的首先要具有对劳动的尊重和自豪的感情，要争做家务。

（5）要注意宝宝在劳动中的安全和卫生。宝宝的身体较柔弱，缺乏自我保护的经验，因此，分配家务活时，必须注意安全和卫生。不能分配宝宝需要使用锐利工具的活，不要让4岁以下的宝宝独自穿过车水马龙的街道去买东西，切勿让宝宝独自去河边、井边干活。劳动的时间和强度也要注意适当。

● **特别提醒**：不要把分配家务活作为惩罚宝宝的一种手段，否则就曲解了劳动的意义。

4. 让孩子学会自我保护

自我保护能力是一个人在社会中保存个体生命的最基本的能力，这个时期孩子的好奇心强，总是"闲不住"，喜欢做一些危险的尝试，为了保证孩子安全和健康，父母要加强对他们的自我保护教育，让孩子学会自我保护，以避免意外或危险事故的发生。

首先，要让孩子学会判断情况，回避伤害。父母要在平时教给孩子一些知

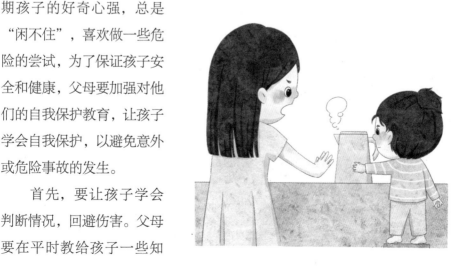

识、经验，如不碰开水，不带小刀等危险的东西追逐、嬉戏；也可以通过讲故事、看视频等让孩子知道由于不注意安全造成的伤害，进而向孩子提出一些安全规则并讲清其原因，使孩子明白做危险事情的后果，增强自我保护意识。

其次，要培养孩子的应变能力，孩子有时候也知道要注意安全，但不一定有能力控制或处理一些带有危险性的事情。平时父母要有意识地训练孩子的自救技能，如玩耍时不小心手脚擦破皮，应马上请求他人帮助；在商店里、大街上与家人走散了，可找商店的叔叔、阿姨或警察帮忙。父母也可以人为地创设一些情景，引导孩子想出自救的办法，这样，遇到事情孩子才不会无所适从。

5. 孩子的"人来疯"

当家中来了客人之后，尤其是孩子亲近、熟悉的客人来后，有些孩子便兴奋起来，在家中乱跑乱撞、乱吵乱闹，故意吸引客人的注意，父母也常常指责孩子"人来疯"。"人来疯"的现象多数出现在平时在家独处的孩子身上，由于他们玩伴少，生活比较单调、枯燥，看到有客人，终于找到了发泄精力、"炫耀"自己的机会，其目的也只是让客人留意自己而已。面对这种情况，父母不要当着客人的面骂孩子，最好把孩子带出去找别的小朋友玩耍或者把孩子的注意力吸引到他感兴趣的活动中去，如看画册、玩玩具等，让孩子"有事可做"。平时，父母可以在适当的时候称赞孩子或邀请小朋友来家玩耍，使孩子享有与小朋友共乐的机会，这样，"人来疯"的现象就会渐渐消失。

6. 让孩子通过游戏体验快乐

玩游戏是小朋友真正的快乐、真正的意愿，在游戏的世界中没有对与错之分，故能让孩子随意去想象、去尝试，父母亦应持以下的态度：

保持良好的亲子关系，鼓励孩子有探索的勇气。

了解孩子真正的意愿，不要多加阻止，让他全心投入快乐的游戏中。

赞美的语言胜于物质上的奖励，能提高孩子的自信心。

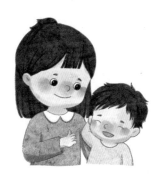

太严厉的管制容易造成孩子自我限制，失去创作空间。

不要过于看重或选择具有教育意义的游戏，以免减少孩子发挥联想力的机会。

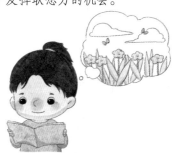

不要在孩子玩得最投入的时候打断他，可先给他心理准备。

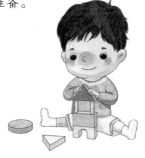

7. 多夸奖孩子

这一时期的孩子一般基本生活上的琐事都能自理了。所以，尽可能地让孩子自己去干，有时还要大人在一旁帮助他去完成。当孩子不会做或做得不好的时候，要耐心地告诉他，不要动不动就斥责。当他能够很好地完成时，就要及时加以表扬，孩子生活上的琐事，大人看着很简单，可是对于孩子来说，就相当复杂了。总的来说，切忌斥责，以表扬为主。

● **特别提示**：称赞孩子不要过分。在过多称赞中成长的孩子无法辨认真假、好坏、成功或失败。同时，夸奖的内容要尽量具体，而不是简单地说"你真棒""你真厉害"等。

8. 培养孩子的合群精神

孩子参加群体的活动是以后参加集体生活的前奏。3岁前，如果孩子不和别的孩子交往，会使孩子变得孤僻；3岁后开始参加集体游戏时，他会不习惯和别的小朋友分享玩具、配合行动，也不善于遵守交往规则，游戏时显得像个多余的人。为了培养孩子的合群精神，父母最好常带孩子到别的小朋友游戏的地方玩耍，鼓励孩子参与到游戏中去，让孩子在和其他小朋友玩耍的过程中，逐步学会如何相处、如何谦让、如何合作、如何遵守游戏规则。如果孩子愿意并能主动参加小伙伴们的游戏，父母要给予表扬。父母也可邀请其他的小朋友来家做客，并为孩子们提供玩的场地和感兴趣的玩具，鼓励孩子一块玩耍。

9. 多给孩子一些父爱

能获得父爱，并经常得到父亲陪伴的孩子，常常在智能发育上较好。那些长期生活在女性群中的孩子，其性格特点和心理状态较容易出现偏差，例如易担惊受怕、烦躁不安、精神抑郁或多愁善感，专家称这些症状为"缺乏父爱综合征"。

获得父爱，可以使男孩子较好地肯定自己的性别并进行"角色认同"。这种认同的结果使男孩子更乐于模仿同性别的父亲，对其将来的性心理和个性的健康发育有着巨大的影响。如果缺乏父爱，男孩子的性格易变得女性化，缺乏应有的男子气，甚至会造成心理异常。

获得父爱对女孩会有什么影响呢？一般来说，父亲是力量的象征，他们勇敢、果断、豪爽、有眼界、事业心强，女孩子受了父亲的良好影响，成人后会更严肃、认真地对待生活和事业。

儿童教育专家认为，不仅要重视儿童智力因素的开发，还要重视其非智力因素的培养，如自信心、进取心、勇敢乐观等。事实证明，对这些品质的培养，父亲所起的作用比母亲更重要。因此，父亲要以自己的健康行为和良好个性去影响孩子。

10. 暗示对孩子的影响

孩子容易接受暗示，特别是父母有意无意的暗示。

父母在孩子面前唠叨、议论孩子的缺点，实际上对孩子起着暗示作用，使孩子的缺点得到强化。很多时候，恰恰是父母使孩子的"问题"更加严重。例如，一位妈妈谈到自己的孩子说："这孩子简直顽皮得没办法，没有一分钟闲着的时候，老师天天告状，真拿他没办法。"孩子在一旁望着眉飞色舞的妈妈，满脸得意。经妈妈这一形容，他回去会加倍淘气来表现自己的顽皮。

可见，父母无意中的不良暗示会对孩子的行为起到负强化的作用。

日常生活中常有一些很普通的事，经父母语言暗示后反而严重起来。比较敏感的孩子更易接受暗示。比如妈妈对爸爸说："你不要再给他吃

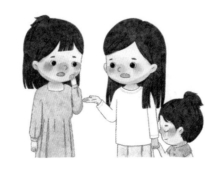

了，再吃，她就会恶心了。"有的孩子听后立即就恶心欲吐。如果留心一下，就会发现这种事几乎每天都发生在我们身边。

不良暗示实际上是一种"提醒"。正常情况下，孩子的一些小毛病，会随着年龄的增长自行消失。对孩子的这些小毛病，父母越是少说少提，越少注意孩子，孩子越能迅速地克服或改正这些小毛病。但大多数父母往往是反其道而行之，总习惯把孩子的小缺点、小毛病念念不忘地挂在嘴上，当着孩子的面，在别人面前反复地说，无形中提醒了孩子，反而使孩子忘不了也改不掉。比如，对孩子由于紧张而出现的神经性动作，如眨眼，父母越说不要眨，孩子越眨得厉害。最好的对付办法是：父母在弄清了孩子确实不是由于眼睛器质性病因而引起眨眼，最好不予注意。

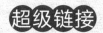

杀鸡儆猴

实验者让一组孩子观看成人对玩具拳打脚踢，让另一组孩子观看成人的友好举动。然后，让孩子自己去玩玩具。结果，前一组小孩在玩的过程中表现出较多的攻击行为，后一组小孩则表现得比较友好。

但是，如果让儿童看到成人在对玩具拳打脚踢后受到了惩罚，如被其他人呵斥。那么，再让儿童去玩玩具的话，儿童就较少出现攻击行为。

可见，施加在成人身上的奖惩如同施加在孩子身上一样，同样会强化孩子的行为。

所以，"杀鸡给猴看"是管用的。

（二）教爸爸妈妈一招

1. 孩子缠人怎么办

父母都有自己要做的事，并且希望能够自由地、不受干扰地把事情做完做好，但孩子常缠着父母，让父母陪他玩耍，或缠着父母要各种东西等，使父母无法自由地做自己的事情。面对缠人的孩子，应向孩子耐心地讲清楚父母要干自己的事，实在不能陪他，并适度地向孩子表示歉意，让孩子自愿地走开。比如说："对不起，宝贝，妈妈有非常重要的事情去做，你自己一个人玩吧。"假如孩子仍然缠着不放，那就不妨提个"交换条件"，答应以后做一件让孩子高兴的事，当然，不许对孩子撒谎。如果孩子的要求是应该给予满足的，父母要干脆利落地早些答应；如果是不能满足的，则自始至终态度要坚决，不给孩子留有继续纠缠的余地。另外，缠人可能表示孩子缺乏自立、情绪不稳定，父母应注意培养孩子的自立能力，多让孩子自己拿主意，教孩子自己做事、游戏，逐步使孩子感情独立。

2. 怎样对待孩子的自虐行为

有些孩子生气时，会出现"用牙齿咬自己""用指甲掐自己""用头撞硬物"等现象，这其实是一种自虐行为，如果任其发展，将严重影响孩子的身心健康。作为父母，如果发现孩子有这种行为表现，应该怎么办呢？

首先，要制止孩子的自虐行为，和孩子讲清利害关系，让他明白只有爱自己才能得到别人的爱。其次，父母要做孩子的榜样，以活泼开朗、乐观向上、坚强勇敢的积极情感和性格去影响孩子，不要将自己的不良情绪带给孩子，更不能把孩子当作发泄的对象。再次，父母要关心和理解孩子，在工作之余要抽出一定的时间和孩子交流，了解他的内心世界，对孩子的奇特想法和做法给予理解和尊重，适时参与孩子的活动。与孩子商量解决问题的办法，不可强行禁止孩子的活动，使孩子感到委屈、不满，甚至压抑。

3.孩子任性怎么办

随着孩子体力、活动范围和活动量的增加，孩子的好奇心、求知欲增强，对新鲜事物变得特别敏感，但孩子对事物的判断，常从自己的角度出发，以自己的愉快或满足为标准。当孩子与父母或同伴发生冲突或自己的需求不能得到满足时，孩子常固执己见，不听从劝告，乱摔东西，表现得非常任性。

要纠正孩子的任性，培养孩子良好的行为习惯，父母可以从以下几个方面去做：

对孩子不合理的要求，绝不迁就，不要在孩子的眼泪面前退缩，当孩子发现哭闹不能达到目的后，他也就不会再坚持了。

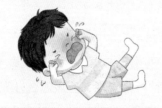

父母要转移孩子的注意力，避免和孩子直接顶撞，事后可通过看图书、讲故事、讲道理等方式，让孩子懂得一些行为界限，如要父母陪他玩是合理的，但当父母正在工作的时候，就不能缠着父母不放。

父母要合理地摆设家庭物品，不要让孩子轻易就能够得上，造成不必要的损坏，比如电视机、录音机、玻璃杯、糖果盒等不要放在孩子容易拿到的地方，因为孩子对什么都好奇、好动，大人越不让他动的东西，他越要动。如果父母多注意一下，可以避免一些不必要的冲突。

4. 对孩子进行品德教育的八种方法

（1）**游戏法**。孩子生活内容中最重要的一项便是游戏。他们通过游戏认识世界、学习生活准则、形成道德规范。父母可利用孩子的这些特点，通过游戏对孩子进行品德教育。游戏内容要健康、有趣、有吸引力。游戏的主人翁应是好人，即正直、善良、助人为乐的人。如果游戏中有坏人，最后也一定要让这些坏人受到惩罚。

（2）**榜样示范法**。孩子喜欢模仿，父母的一言一行都会被孩子效仿。所以，父母必须以身作则，做孩子的楷模，夫妻间的矛盾不应在孩子面前暴露。父母不要在孩子面前随便议论别人，对一些涉及是非的问题，要认真给孩子讲清道理，让他明白对在哪里，错在哪里，不要含糊其辞。父母说话要算数。

（3）**自我管理法**。从孩子能独立行走的那一天起，凡是孩子自己能做的事，要鼓励他自己去做，并且让孩子觉得做这些事是光荣的。要以"力所能及"为原则，"养成习惯"为目标。如果孩子做得不好，不要责骂，而要告诉他如何做才能更好。

（4）**行为约束法**。要从小约束孩子的行为。例如，父母在家学习或休息时，孩子不要吵闹；在公共场合不要随地大小便或乱扔东西。如果孩子随便扔废纸，父母不要代捡，而要要求孩子自己拾起来丢进垃圾箱，使孩子慢慢养成良好的行为习惯。

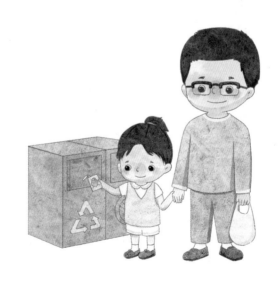

（5）**自编故事法**。孩子爱听故事，如果能针对孩子的某些不良行为编

个故事讲给他听，会收到较好的效果。例如，有的孩子经常把不爱吃的饭菜倒掉，经过多次批评仍改不了，这时可编个故事，并通过故事，让孩子懂得爱惜粮食，改掉浪费的坏习惯。自编故事要有针对性，有趣，并具有感情色彩，同时与一定的行为训练相结合。

（6）**故意忽略法**。当孩子做出父母不希望的事情或并非严重违反原则的行为时，父母不要急于用责怪、批评的方法，这种方法反而容易强化这一行为，要采用忽略法去淡化它。具体做法：看别处、与别人说话、打哈欠、走开、做其他事……不用目光接触，不给予回答，总之，就是不去关注孩子。

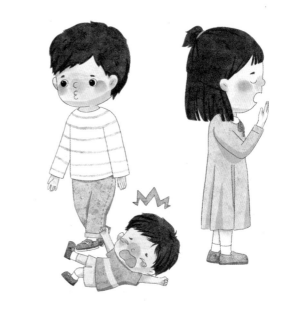

（7）**暗示法**。暗示法可分为语言暗示、榜样暗示、情境暗示、艺术暗示等。父母平时运用最广泛的是语言暗示。

（8）**反射情感法**。反射情感法就是把孩子的感受用父母的话向他再说一遍，像照镜子一样将他的感受反射回去。如孩子哭着跑来告状，说小朋友打了他。父母可同情地说："喔，他打了你。"把他的感受反射回去，从而平息他的激动情绪。再如孩子听了大灰狼的故事，晚上可能不敢一个人待在屋里，会跑来对你说："屋里有狼。"父母可以说："喔，是白天讲的故事中的大灰狼吓坏了你。"把他向你表明的感受反射回去，这样也能很快平息他的畏惧情绪。

5. 每天给孩子一小时

许多父母总认为孩子最喜欢玩具，其实孩子真正渴望的是父母每天能和他交流、沟通。教育专家认为，孩子需要父母的关心、接纳和倾听，尤其需要与父母进行情感交流。

（1）倾听。父母白天上班，孩子上托儿所或由其他人照管。分开了一天，孩子一定有许多新鲜的事想告诉爸爸、妈妈，父母应抽出时间，听听他一天的经历。即使孩子不主动和父母谈，父母也应主动找孩子谈，这也是培养孩子语言能力和交往能力的好机会。

（2）鼓励。父母不要吝惜赞美之辞，纵然只是一些小事，只要孩子做了，都应该鼓励。

（3）表露你的情感。孩子如果倾诉了一些受挫折、失意的事，在父母听来可能是不起眼的小事，如别人抢了他的东西；在幼儿园吃饭时，阿姨把他喜欢的碗分给了别人等。父母应表示相应的理解、同情，使孩子不愉快的心情得到宣泄和抚慰，今后孩子就更愿意和父母交流了。

（4）接受孩子的话。孩子喜欢幻想，有些话在父母听来是夸大、吹牛，但也不要嘲笑、指责孩子。如果是积极意义的夸大，请尊重孩子的想象力；如果是消极意义的吹牛，父母要耐心引导。

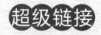

超级链接

脑中的"吸吮"

妈妈喂奶和陌生人喂奶，宝宝的吸吮有没有变化呢？

科学家们设计了一个精妙的实验：给参加测试的宝宝每人一

个安抚奶嘴，另一端连接到电脑上，以此分析宝宝吸吮动作的频率。

结果发现，当宝宝听到熟悉的音调时，他们会吸吮得更快；听到不熟悉的声音时，他们的动作会慢下来。

类似的实验在失聪儿童身上也得到了验证。这是因为大脑的语言中枢并不只是接受话语，还接受有规则、有意义、反复性的交流信号。换句话说就是吸吮过程不仅关乎吃饱，还是亲子交流的桥梁。

因此，请你别忽视在喂奶等小事中与宝宝的交流。

6. 批评孩子的方法

父母批评孩子时态度要和善，注意自己的情绪，切勿居高临下咄咄逼人，使孩子产生反抗心理。

批评时切不可啰嗦，应简单扼要。批评时只对事不对人，不要过分强调孩子的过失，应将重点放在如何引导孩子改正上。

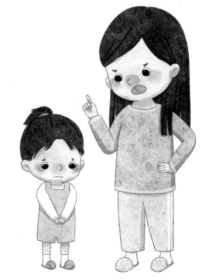

批评自尊心强的孩子最好是单独进行，不要让孩子当众丢脸，不要伤害他幼小的心灵。批评前，先说说他的一些优点，这样，孩子对大人的批评会心悦诚服，乐于接受。

孩子一旦有错，要立即批评纠正。

如果错误发生已久，再进行批评，孩子会觉得莫名其妙。同一错误，绝不可因父母情绪的关系，时而批评，时而放任，这样会使孩子难辨是非。

不要以为一次批评，孩子就会彻底改正。如果重犯要坚持耐心说服。只要孩子领会了批评的意思而又有悔改之意，就要原谅他，终止这次批评。

每次批评都应以爱护孩子、培养孩子良好品行为出发点，并充分相信孩子能改正错误。

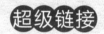

适得其反

　　美国著名作家马克·吐温有一次在教堂听牧师演讲。最初，他觉得牧师讲得很好，非常感动，准备捐款。过了 10 分钟，他有些不耐烦了，决定只捐一些零钱。又过了 10 分钟，牧师还没有讲完，于是他决定 1 分钱也不捐。等到牧师终于结束了冗长的演讲开始募捐时，马克·吐温由于气愤，不仅未捐钱，还从盘子里偷了 2 元钱。

　　可见，家长对孩子的批评不能超过限度，不可啰唆，喋喋不休，要控制批评时间。

7. 父母巧用暗示

爸爸妈妈不必每天把孩子的缺点挂在嘴上，但这并不意味着对孩子可以不教不管，放任自流。而是要利用孩子容易接受暗示这一特点来影响、引导

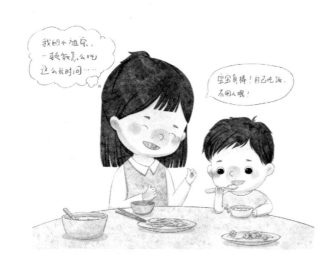

孩子的行为。孩子身上存在着哪些问题，父母要做到心中有数，既不必紧张，也不要轻放。每个孩子都有自己的长处和短处，有的孩子吃饭少而慢，但他能自己吃，父母就应说他会自己吃，不要人喂；有的孩子虽然要人喂，但吃得不少，父母就要说他饭量不错，一顿能吃一大碗，而不要强调"吃得又少又慢""不肯自己吃，顿顿要人喂"。前一种肯定式的说法更有利于培养孩子对吃饭的兴趣和自信心。

父母要多发现孩子小小的闪光点，如"这孩子虽然小，但只要和他讲道理就行""这孩子什么都吃，不挑食""他从小自己睡，不让人陪"等。实事求是地讲述孩子的优点，甚至放大孩子的优点，让孩子更自信，从而更有动力改正缺点。

在纠正孩子不良行为习惯时，父母可以艺术地采用"悄悄话"的方式。在孩子刚睡下，但还没有睡着的时候。夫妻俩有意地在孩子听得见的地方讲悄悄话（这个办法对孩子魔力极大）。如孩子平时吃饭慢，就说："你注意了没有，他吃饭比以前快多了，还吃了不少菜呢！"如果孩子平时睡觉要大人陪很久才肯入睡，就说："今天真不错，我只陪了他一会儿，他就睡着了。"孩子如果怕打针，前一天晚上，妈妈就可以和爸爸说："现在的大夫打针都不痛，咱们孩子可勇敢了，就是有点痛他也不怕。"这种悄悄话的暗示作用非常强烈，所以效果特别好。但不要当面对孩子说，否则就不是暗示了，而是有些脱离实际地"戴高帽子"，对今后的教育不利。

除了用语言暗示，还可以用行为暗示。比如，孩子怕某种小动物，父母先不要勉强孩子，自己若无其事地上前去观看小动物，并用手抚摸小动物。父母的神态会感染孩子，使他渐渐消除紧张、恐惧。

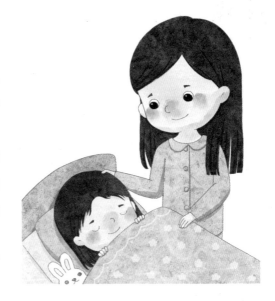

当然，暗示法并不能代替对孩子的正面教育和必要的批评。批评孩子应该面对面地和孩子谈，面部表情要严肃，使孩子意识到自己行为的错误。有的父母听说对孩子要以表扬为主，于是动不动就给孩子"戴高帽子"，结果，一不给"戴高帽子"，孩子就不干。有的父母听说对孩子的缺点不要暗示、不要挂在嘴边，于是就连必要的批评也舍去了，这也是一种误解。

暗示法和正面强化法、注意转移法一样，是一种用于行为纠正的心理治疗方法。父母要积极暗示，使孩子的行为习惯得到巩固；应避免消极暗示，使孩子的小毛病变成大毛病。

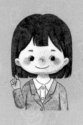

七、宝宝成长档案

　　下面是2岁7个月～2岁12个月宝宝的生长发育指标和心理发展指标，请家长认真读一读，并仔细测量孩子的各项生长发育指标，观察孩子的行为表现，记录在右侧的表格里，以帮助你了解孩子的发育是否在正常范围。

　　如果你的孩子发育情况与下列指标有些出入，也不要着急，因为孩子的发育受多种因素影响，有明显的个体差异。如果孩子出现"不能指着熟悉的物品说出它的名称""不能说两三个字的句子""不能根据一个特征把熟悉的物品分类，或把吃的东西和玩具分开""不喜欢和小朋友玩"等现象，就需要及时就医，查明原因，采取措施。

2岁7个月～2岁12个月宝宝生长发育指标

发育指标	平均标准		记录
	男孩	女孩	
身高 / 厘米	97.5	96.2	
体重 / 千克	14.6	14.1	
头围 / 厘米	49.3	48.5	
胸围 / 厘米	51.7	50.7	
视力	0.6		
牙齿	20 颗乳牙全部出齐		

2岁7个月~2岁12个月 宝宝心理发展指标

分类	项目	指标	记录
动作	站立	能单脚站立（5～10秒）	__月__日
	跳跃	能双脚离地连续跳跃2～3次，能双脚交替灵活走楼梯	__月__日
	行走	能沿着直线双脚交替行走	__月__日
	平衡	能走一条短的平衡木，能跨过一定高度的障碍物	__月__日
	投掷	能举起手臂，将球朝一定目标投掷	__月__日
	搭积木	用积木、大积塑拼搭或插成物体，并尝试命名	__月__日
	模仿	能模仿画圆、"十"字形；能跟随音乐、儿歌做模仿操，动作较协调	__月__日
认知	口数	口数6～10，口手一致数1～5；开始区别"一个"和"许多"	__月__日
	指认颜色	知道黄色、绿色，并能正确指认	__月__日
	折纸	能用纸对折，将方形纸折成长方形及三角形	__月__日
	提问	会问一些关于"是什么""为什么""是谁""在哪里"的问题，知道家里人的名字和简单的情况	__月__日
	看图书	能在成人引导下理解故事主要情节，喜欢自己看图画书	__月__日
	解决问题	会解决简单的问题，如搬椅子、爬上去、取东西；能分辨"里""外"	__月__日

分类	项目	指标	记录
语言	认识常见物	认识并说出常见的物品、动物名称，词汇量较丰富	___月___日
	说简单复杂句	运用字词的能力迅速增加，能说出有几个词的复杂句子；开始运用"你们""他们""如果""但是"等词	___月___日
	礼貌用语	知道一些礼貌用语，如"谢谢"和"请"，并知道何时使用这些礼貌用语	___月___日
	回答问题	会回答简单的问题；能使用简单的语句表达自己的需要和感受	___月___日
情绪和社会性	怕黑	害怕黑暗和动物	___月___日
	控制情绪	兄弟姐妹或同伴之间会比赛和产生嫉妒；大吵大闹和发脾气已不常见，且持续时间短，开始能控制自己的情绪	___月___日
	同理心	对成功表现出高兴的情绪，对失败表现出沮丧的情绪	___月___日
		开始对故事里的人物投入感情，表达同情	___月___日
	自我意识	愿意自己独立做事而不要他人帮忙（如吃饭，穿、脱衣服）	___月___日
	性别认同	清楚地知道自己是男孩还是女孩，不愿改变已养成的生活习惯	___月___日
	角色扮演	和同伴或家人一起玩角色游戏，如"过家家"游戏	___月___日
	分享行为	能和同龄小朋友分享，如把玩具分给别人	___月___日
	玩具整理	会整理玩具，开始知道物归原处	___月___日
生活自理	穿脱衣物	会扣衣扣、穿袜和简单的衣裤	___月___日
	用勺吃饭	能正确使用勺子吃饭，尝试用筷子	___月___日
	按时睡觉	能自己上床睡觉，且晚上能控制大小便，不尿床	___月___日

宝宝成长日记

● 在这里记下宝宝的成长故事：

> 请贴上
> 宝宝的照片

后 记

中国有句老话，"三岁看大，七岁看老"，说明了婴幼儿早期教养与发展的重要性。根据国家卫生健康委数据统计，我国现有约 3000 万名 3 岁以下婴幼儿。培养一个健康、快乐、全面发展的孩子，不仅是每个家庭的深切期望，更关系到国家和民族的未来。近年来，国家高度重视对婴幼儿的教养，2019 年，国务院办公厅颁布了《关于促进 3 岁以下婴幼儿照护服务发展的指导意见》，确定了"家庭为主，托育补充"的基本原则，明确了"家庭对婴幼儿照护负主体责任"，"发展婴幼儿照护服务的重点是为家庭提供科学养育指导"。随后，国家卫生健康委出台了《托育机构保育指导大纲（试行）》，从营养与喂养、睡眠、生活与卫生习惯、动作、语言、认知、情感与社会性等 7 个方面，分别提出了婴幼儿照护的目标、保育要点和指导建议。因此，将科学育儿的理念与方法传递到婴幼儿家庭，提升家庭育儿质量，正是本丛书编写的目的所在。

本丛书的框架结构由郑名设计。郑名、田淼、王小娟、孙白茹分别撰写了三个分册的"婴幼儿的身心特点和发展任务"部分。《0～1 岁》中"养育指南""学习与教育指南""给爸爸妈妈的建议"部分，具体撰写明细如下：杨燕（1～2 月）、孙白茹（3～4 月）、马婷（5～6 月）、王小娟（7～9 月）、朱茜阳（10～12 月）。《1～2 岁》中"养育指南""学习与教育指南""给爸爸妈妈的建议"部分，具体撰写明细如下：徐其红（1～3 月）、田淼（4～6

月）、马婷（7~9月）、孙白茹（10~12月）。《2~3岁》中"养育指南""学习与教育指南""给爸爸妈妈的建议"部分，具体撰写明细如下：郑名（1~3月）、杨燕（4~6月）、左彩霞（7~9月）、马婷（10~12月）。全书"超级链接"板块由马苗、武艳敏撰写。全书"营养与喂养""卫生与保健""预防疾病"等部分，由张晓灵负责审定。丛书由郑名统稿。

本书在编写过程中，参考并引用了许多相关的论著和文献资料，吸收了国内外许多同行的研究成果，在此一并致谢。本书的编写得到了西北师范大学教育科学学院和北京理工大学出版社的高度重视与大力支持。在本书的编写中，秦庆瑞老师给予了许多宝贵的建议，他细致的工作作风和追求卓越的态度，给我们留下了深刻的影响。

由于作者水平有限，本丛书难免存在着疏漏和不足之处，我们真诚地欢迎各位专家、同行和广大读者指正与批评，以便以后修订完善。

郑名

2025 年 1 月于金城兰州

参考文献

[1] 韩棣华.0～3岁婴幼儿养育专家指导[M].上海：上海科学普及出版社，2010.

[2] 王东红，王洁.学前儿童卫生保健[M].2版.北京：高等教育出版社，2016.

[3] 罗伯特·费尔德曼.发展心理学——人的毕生发展[M].6版.北京：世界图书出版社，2013.

[4] 左志宏.0～3岁婴幼儿认知发展与教育[M].上海：华东师范大学出版社，2020.

[5] 王楠.育儿知识专家指导[M].北京：中国纺织出版社出版社，2015.

[6] 东方知语早教育儿中心.育儿知识百科[M].上海：上海科学技术文献出版社，2010.

[7] 尹坚勤，张元.0～3岁婴幼儿教养手册[M].南京：南京师范大学出版社，2008.

[8] 陶红亮.1～2岁宝宝每月育儿方案[M].长春：吉林科学技术出版社，2010.

[9] 陶红亮.2～3岁宝宝每月育儿方案[M].长春：吉林科学技术出版社，2010.

[10] 洪昭毅.0～3岁婴幼儿养护宝典[M].长春：吉林科学技术出版社，2009.

[11] 邱宇清.宝宝早教启智一点通[M].北京：电子工业出版社，2012.

[12] 陶红亮.0～6岁宝宝益智游戏大全[M].长春：吉林科学技术出版社，2012.

[13] 李淑娟.育儿知识专家指导[M].北京：中国纺织出版社，2015.

[14] 鲍秀兰.0～3岁儿童最佳的人生开端[M].北京：中国妇女出版社.2019.

[15] 李淑璋.0～3岁多元智能开发游戏[M].北京：电子工业出版社，2013.

[16] 王晓梅.0～3岁婴幼儿养育全书[M].北京：中国妇女出版社，2018.

[17] 吴光驰.0～3岁宝宝益智亲子游戏[M].北京：中国纺织出版社，2013.

[18] 杨霞.陪宝宝玩到入园[M].北京：中国人口出版社，2018.

[19] 中国优生科学协会学术部.0～3岁婴幼儿养育大百科[M].长春：吉林科学技术出版社，2016.

[20] 张晓杰.2~3岁宝宝同步养育全书[M].长春：吉林科学技术出版社，2011.

[21] 张一宁.0~6岁育儿知识一本通[M].长春：吉林科学技术出版社，2011.

[22] 中国就业培训技术指导中心，人力资源和社会保障部.婴幼儿发展引导员[M].北京：中国劳动社会保障出版社，2023.